Horst Keller

Monets Jahre in Giverny
Ein Garten wird Malerei

»Rien au monde m'intéresse
que ma peinture et mes fleurs.«

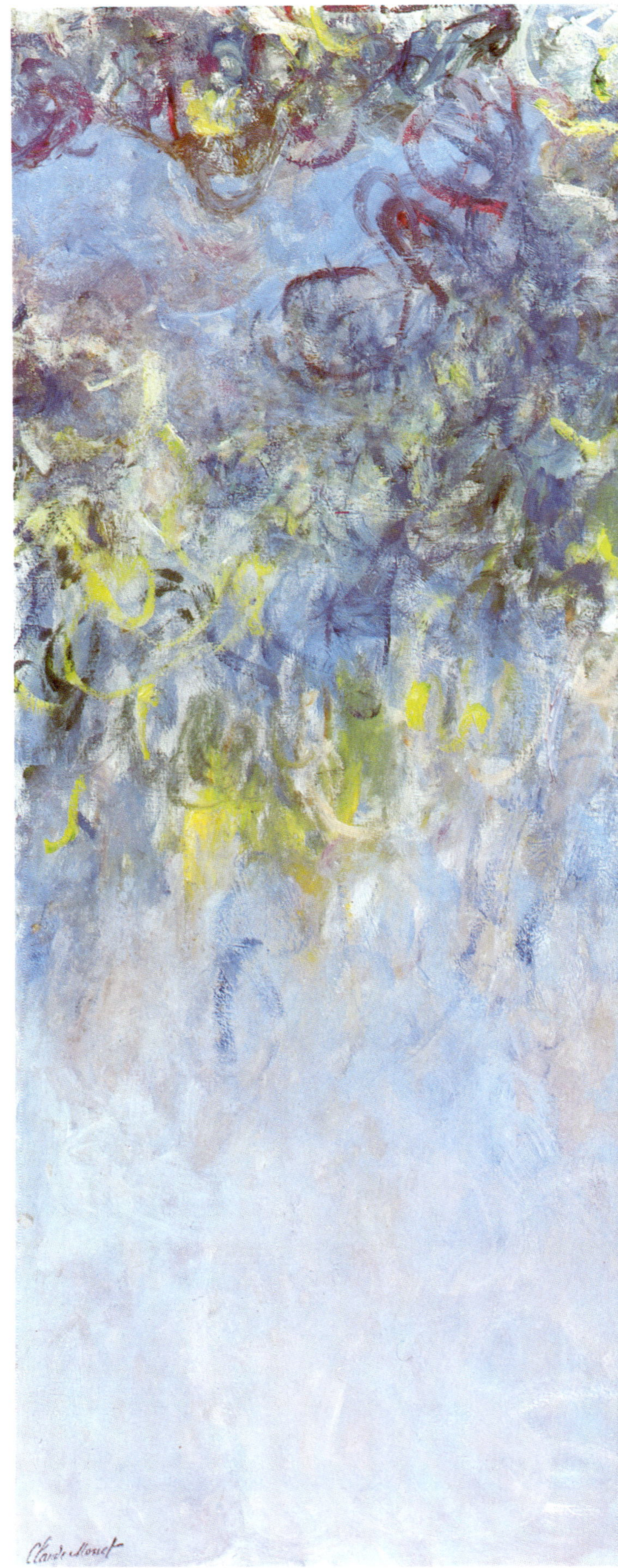

Glyzine. Um 1920–25

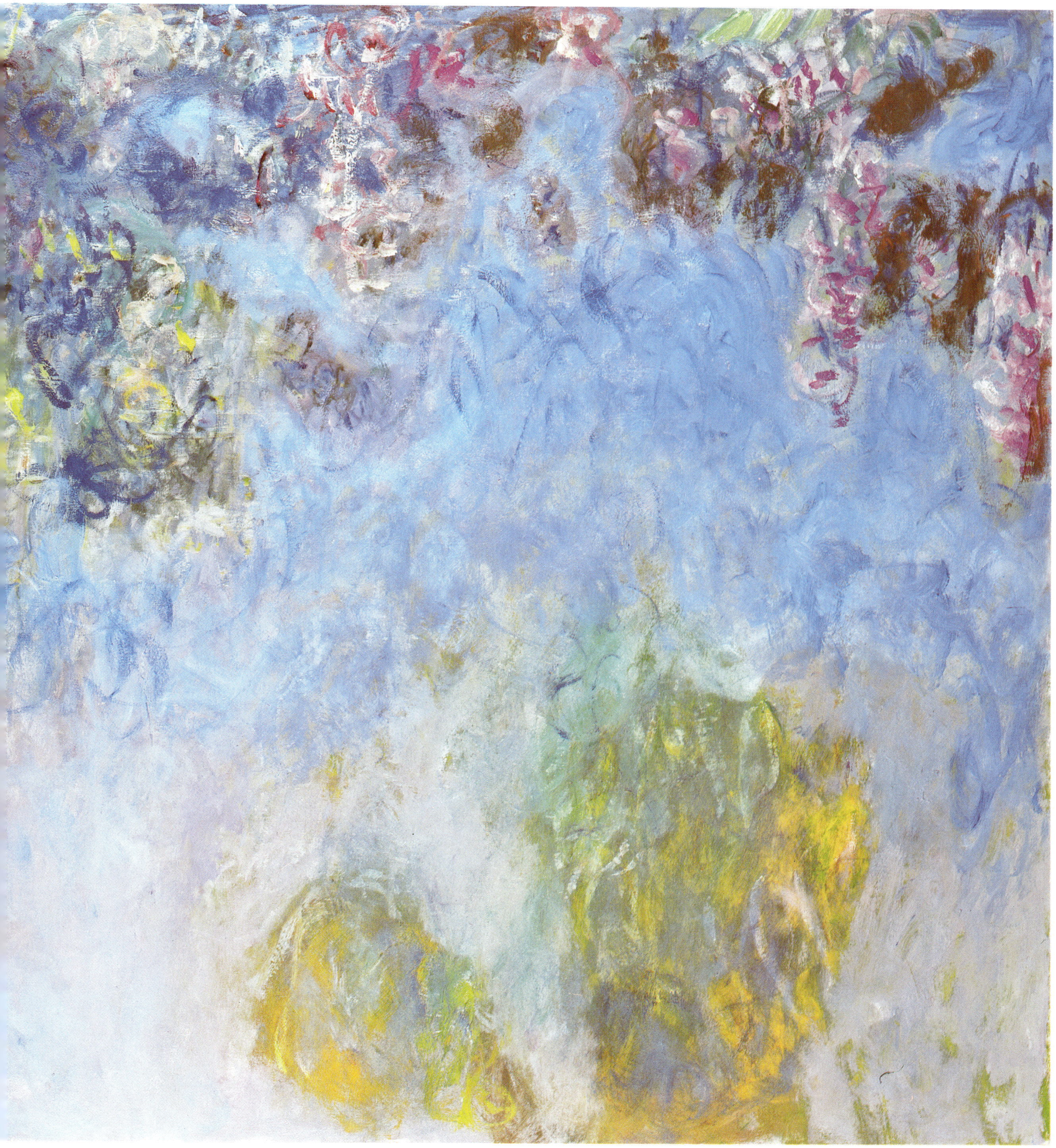

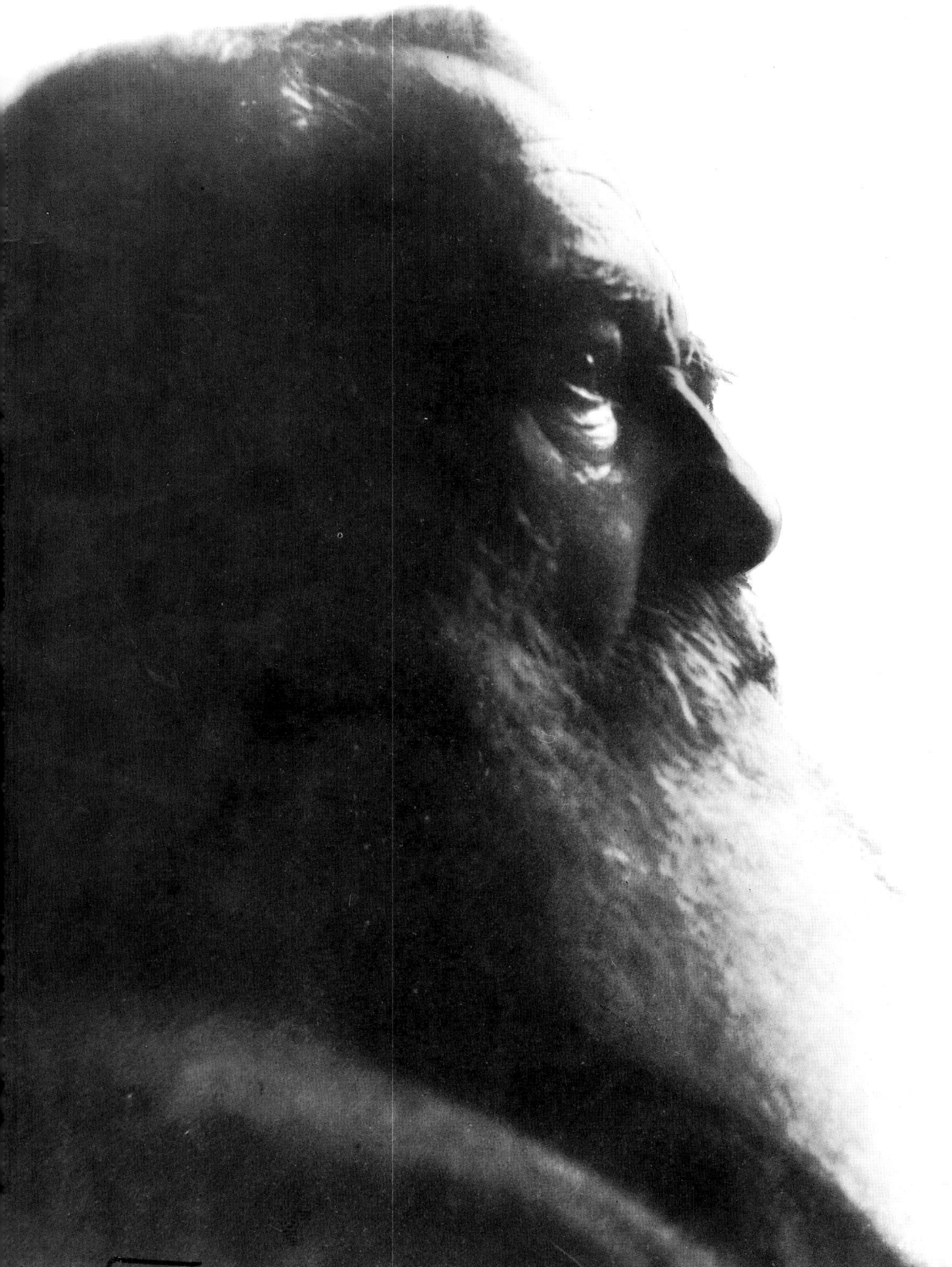

Claude Monet in Giverny, um 1915. Collection Roger-Viollet, Paris

Horst Keller

Monets Jahre in Giverny
Ein Garten wird Malerei

Mit einem Beitrag von
Herbert Keller

monte von DUMONT

Abbildung Vorderseite: Weg in Monets Garten in Giverny. 1902
(Ausschnitt; vgl. Farbtafel S. 80)

Abbildung Rückseite: Seine – Ufer bei Vétheuil, 1880
(vgl. Farbtafel S. 50/51)

Die Deutsche Bibliothek - CIP-Einheitsaufnahme

Keller, Horst:
Monets Jahre in Giverny : ein Garten wird Malerei / Horst Keller. - Köln : DuMont, 2001
(Monte von DuMont)
ISBN 3-7701-8677-X

Druck: Rasch, Bramsche
Buchbinderische Verarbeitung: Bramscher Buchbinder Betriebe

Printed in Germany ISBN 3-7701-8677-X

Inhalt

Farbtafeln

Hinweis: Alle Reproduktionen nach Gemälden Claude Monets sind farbig und wurden im Hinblick auf ihre Farbtreue vor den Originalen verglichen; die zu Lebzeiten Monets aufgenommenen Fotos sind zweifarbig – im Duplex-Druck, Fotos aus heutiger Zeit und Bildzitate aus dem Bereich der Malerei schwarzweiß wiedergegeben.

Ein wiedererstandener Maler-Garten

Er hat der Natur die Zügel angelegt, mit vergoldetem Zaumzeug zwar, aber in dem festen Willen, sie seiner künstlerischen Vision fügsam zu machen. – Dieses Bild drängt sich auf, wenn man an Monets sommerliche Gärten in Giverny denkt, Gärten »zum Malen«.

Von der feingeschwungenen, in ihr Glyzinengerank verstrickten japanischen Brücke waren sie gut zu erkennen, die blassen, schmalen Blütenblättchen, von der Trauerweide abgeworfen, nun zwischen den Blattellern und Seerosen-Kelchen auf dem Wasser ruhend. Zu Lebzeiten des Malers Claude Monet, noch vor 60 Jahren, glitt allmorgendlich bei erster Tageshelle der Kahn des Gärtners über den Teich, um ihn von allem zu befreien, was die stille Schönheit der Seerosen und des Wassers, auch des rein gespiegelten Himmels, hätte stören können. Hier sind Monets »Zügel« von einst heute kaum noch spürbar, so sehr die Gärtner in diesem Gedenk-Garten sich auch rühren.

Es gibt eine jahrzehntealte Aufnahme vom Seerosen-Teich, aus seiner Zeit der tiefsten Vergessenheit, auf der ein junger Mann im Kahn inmitten wahrer Seerosen-Felder der Verwilderung Herr zu werden versucht, indem er seinen Nachen mit ausgerissenen Pflanzen belädt. Dieses Bild gilt nicht mehr, Monets Garten ist aus seinem Dornröschenschlaf erwacht. Die Verehrung für den Künstler, den Maler der Seerosen und der Iris, der Rosenbögen und der Tuberosen, hat ihn erweckt. Haus und Gärten wurden in allerjüngster Zeit von der Patina der Geschichte befreit und atmen nun wieder. Es blüht um den Teich, die Wege sind säuberlich gehalten, Farben und Blumen Monets zeichnen wieder das Bild, so als habe der Maler noch einmal Hand angelegt an diesen schönsten Maler-Garten, den wir kennen. Freilich durchstreifen ihn heute nur noch verstummende oder geschwätzige Gäste, die bald wieder auf und davon gehen. »Gäste« in Monets Sinn sind sie eigentlich gar nicht zu nennen, die Besucher, die diese »source d'inspiration du grand peintre«, wie ein Prospekt verheißt, diese Quelle der Eingebung für den großen Maler nur flüchtig ins Auge fassen; denn hier war einst die Meditation zu Hause. Das langgestreckte Haus mit seinen vielen nach Süden, in den Garten blickenden Fenstern, mit seinen wiedererstandenen Farben – Rosa, Weiß und scharfem Grün – versinkt mit dem Abend in stumpfes Warten auf den anderen Morgen, wie alles Lebenspendende, das sich ablebt in Erinnerung: »Musée Claude Monet«.

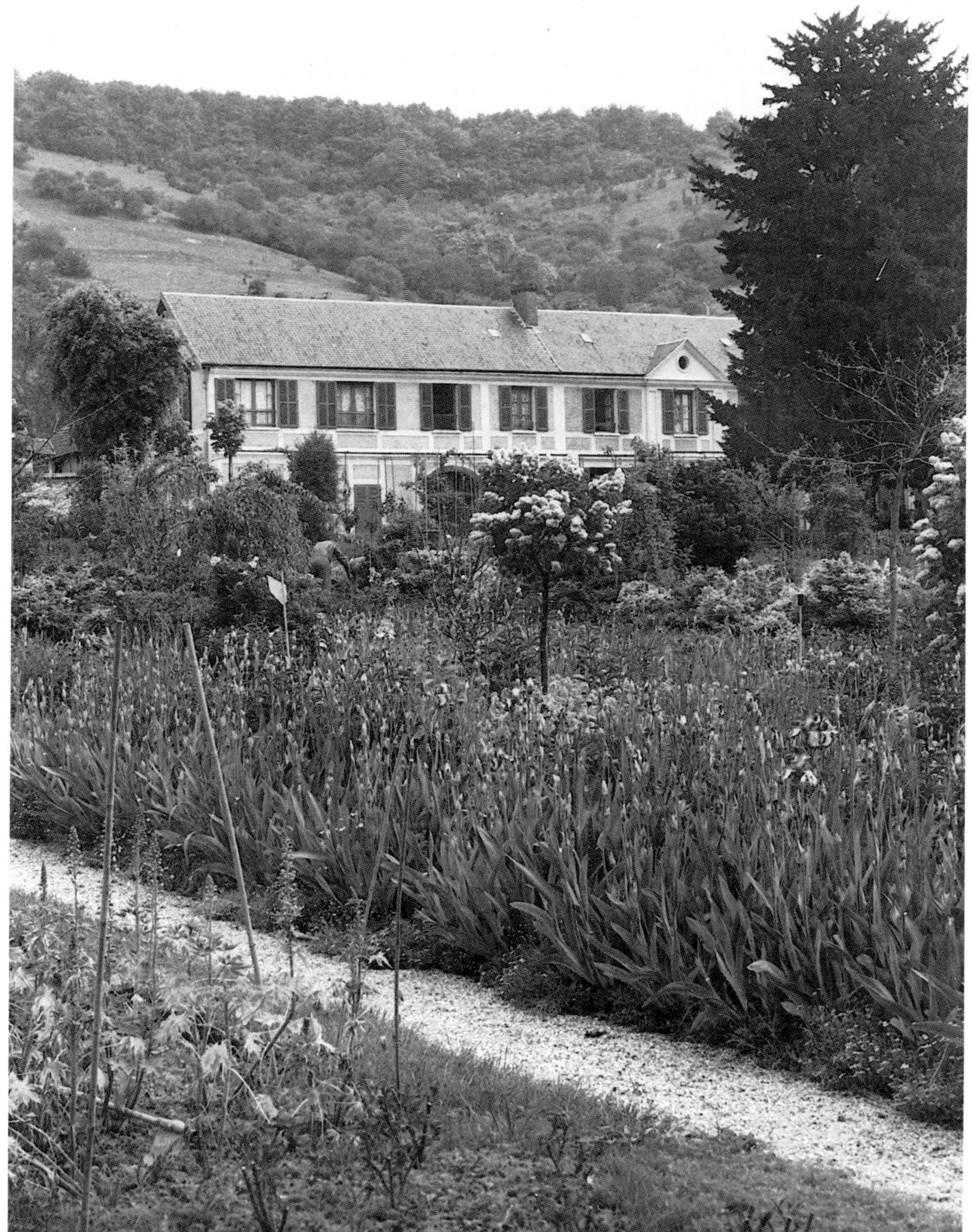

Monets Haus und Garten in Giverny. Musée Claude Monet, Giverny. Collection Roger-Viollet, Paris

Monet entdeckt Giverny

Monet hat die Vierzig schon überschritten, als er Giverny für sich entdeckt. An manchem Orte zwischen Paris und der Küste der Normandie hat er gelebt, immer am Wasser und auf dem Wasser der Seine, von dem er sein ganzes Leben lang angezogen wird, malend zwischen Baum und Strauch, von seinem Atelier-Boot aus, das er seit den Tagen von Argenteuil besitzt, in Sonne und Regen, ärmlich-glücklich und auch verzweifelt arm. Camille, der er berühmt gewordene Bilder gewidmet hat, ist ihm gestorben. Zusammen mit seinen beiden Söhnen, mit Alice Hoschedé und deren sechs Kindern – diese Situation wird später noch erläutert – lebt er beengt in bescheidenen Häuschen in Vétheuil und Poissy, mit den Füßen beinahe im Wasser der immer wieder ausufernden Seine.

Abb. S. 76

So durchstreift er die Flußniederungen und die begleitenden Höhen, eine Landschaft, die mit ihren Wiesen, Baumgruppen und Dörfern so viele seiner impressionistischen Malerfreunde zum Schaffen angeregt hat. Immer ist er dem sich sanft und aus der sumpfigen Niederung unendlich langsam zum Meere schlängelnden Strom mit seinen Inseln und Nebenarmen, mit seinen Buchten und Sandbänken nahe. Die Seine, noch von keinem »abkürzenden« Kanal behelligt, ist schiffbar nur unter Gefahren, dem Bootsmann aber ein wahres Paradies.

In all der Gemächlichkeit, mit der sich vor hundert Jahren trotz allen Fortschrittsjubels mechanische Bewegungen vollzogen haben, bringt eine schnaufende Eisenbahn den Maler von Gisors am Oberlauf der bescheidenen Epte, die für Monets Vorhaben so bedeutungsvoll werden sollte – am östlichen Rande des »Vexin Normand«, der großen Kornkammer mit ihren von Horizont zu Horizont sich dehnenden Getreidefeldern –, auf Vernon zu. Immer geht es unter weißen Felsen und verlassenen Weinbergen hin, der Seine entgegen, die die Epte und ihre kleinen, die Wiesen durchziehenden wäßrigen Begleiter in ihr träges Strombett aufnimmt.

Und hier, nachdem der Zug manchen malerischen, die Landschaft steigernden und überhöhenden Flecken passiert hat, erspäht Monet den Ort, an dem er bleiben kann, nicht für eine kurze Zeit und nur zum Malen, sondern für die Jahrzehnte seines Lebens, die ihm zu wirken noch vergönnt sind. – Das ist im Frühling des Jahres 1883.

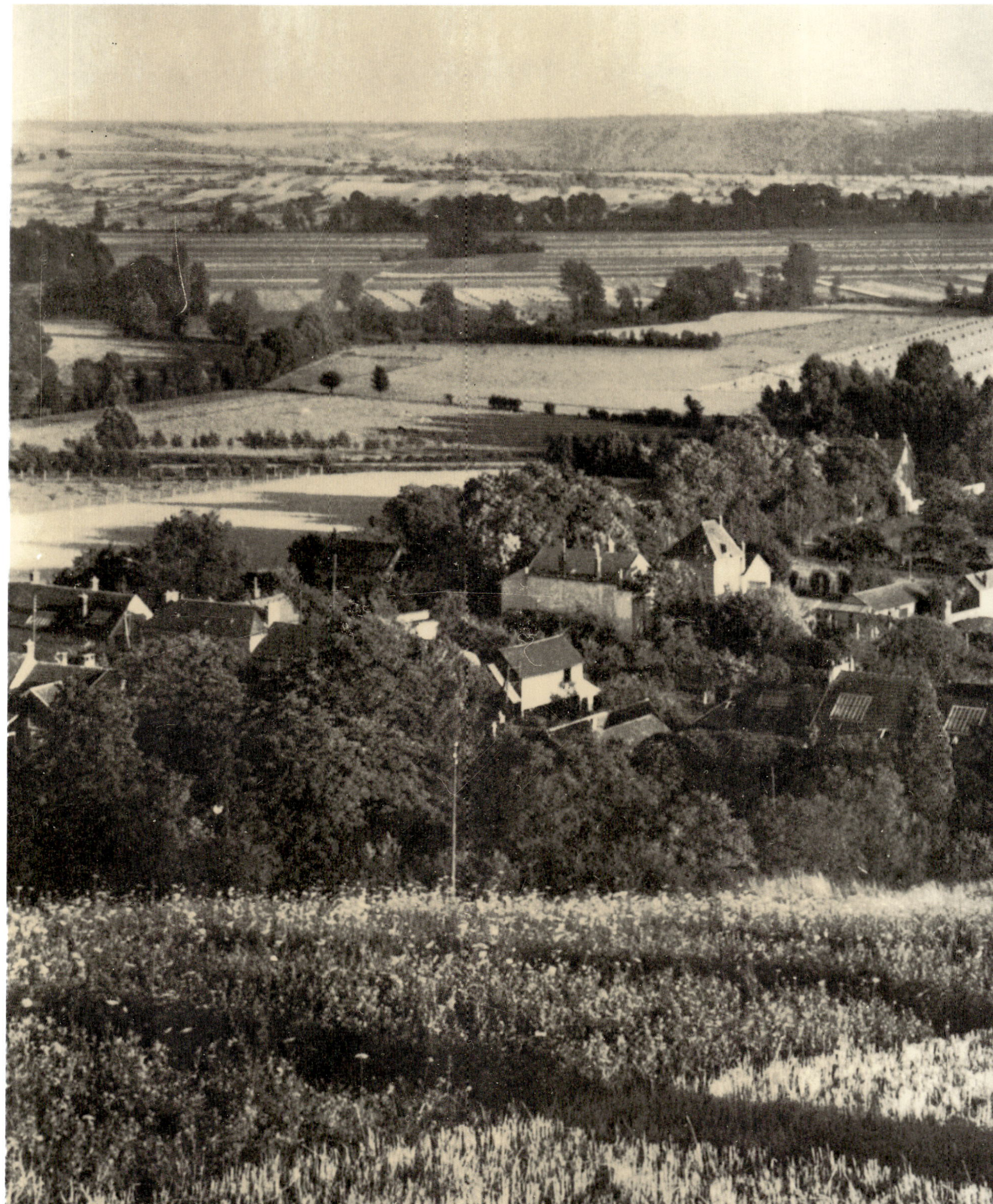

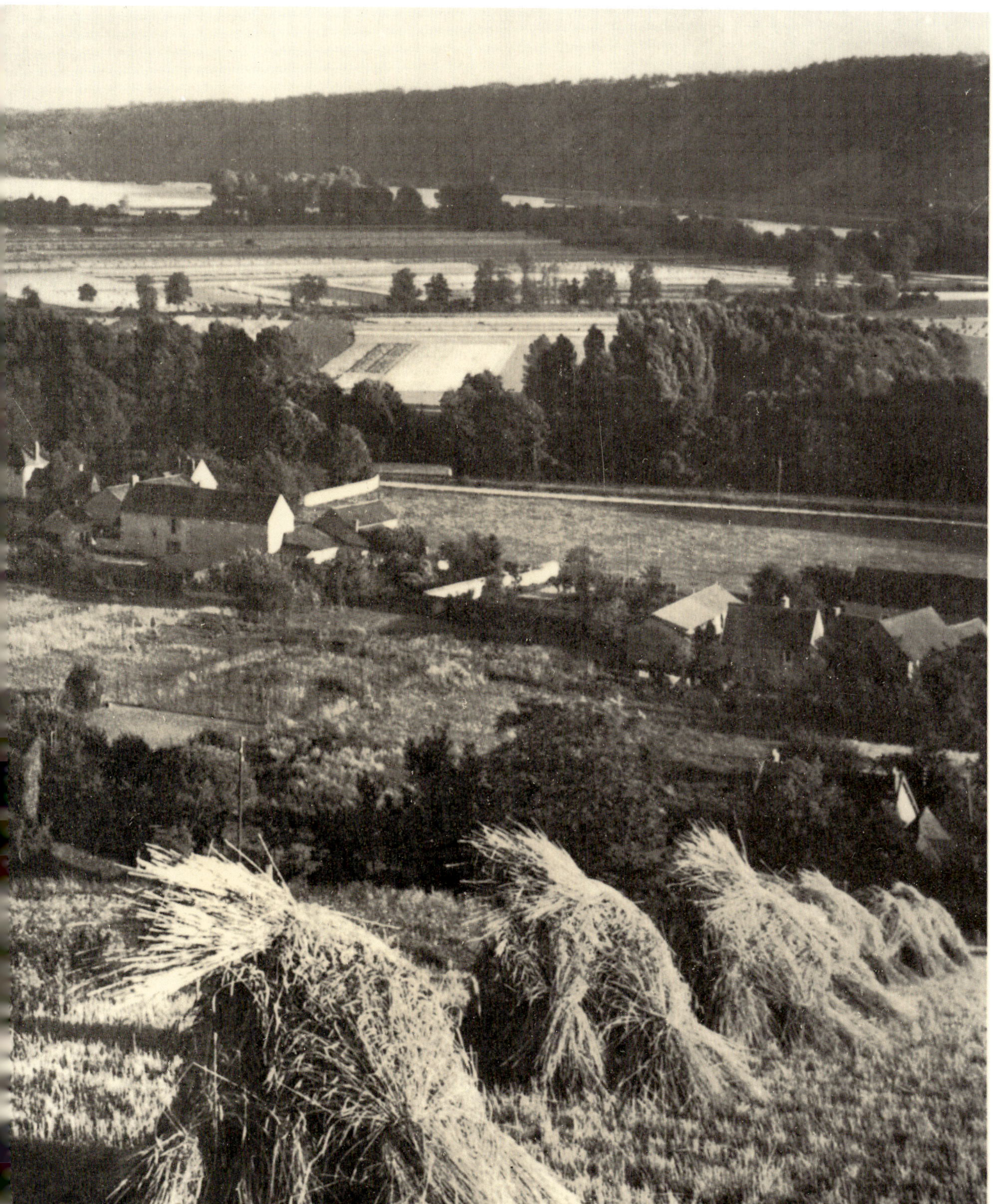

Das Dorf Giverny zur Zeit Monets. Collection Country Life Magazine

Die Landschaft nach dem Wunschbild

Giverny ist ein winziges Dorf am Wasser, umgeben von Sumpf und Wiesen, an einen sanft nach Süden hin abfallenden Berghang gelehnt, von dessen stattlicher Höhe, dem Mont Croquet, sich Wald und Buschwerk bis in die Ebene und an den Rand der wenigen bebauten Felder herunterläßt. Weinbau hatte man früher auch hier betrieben. Monets späterer Bereich heißt denn auch in der Ortsüberlieferung »Le Pressoir«, die Kelter.

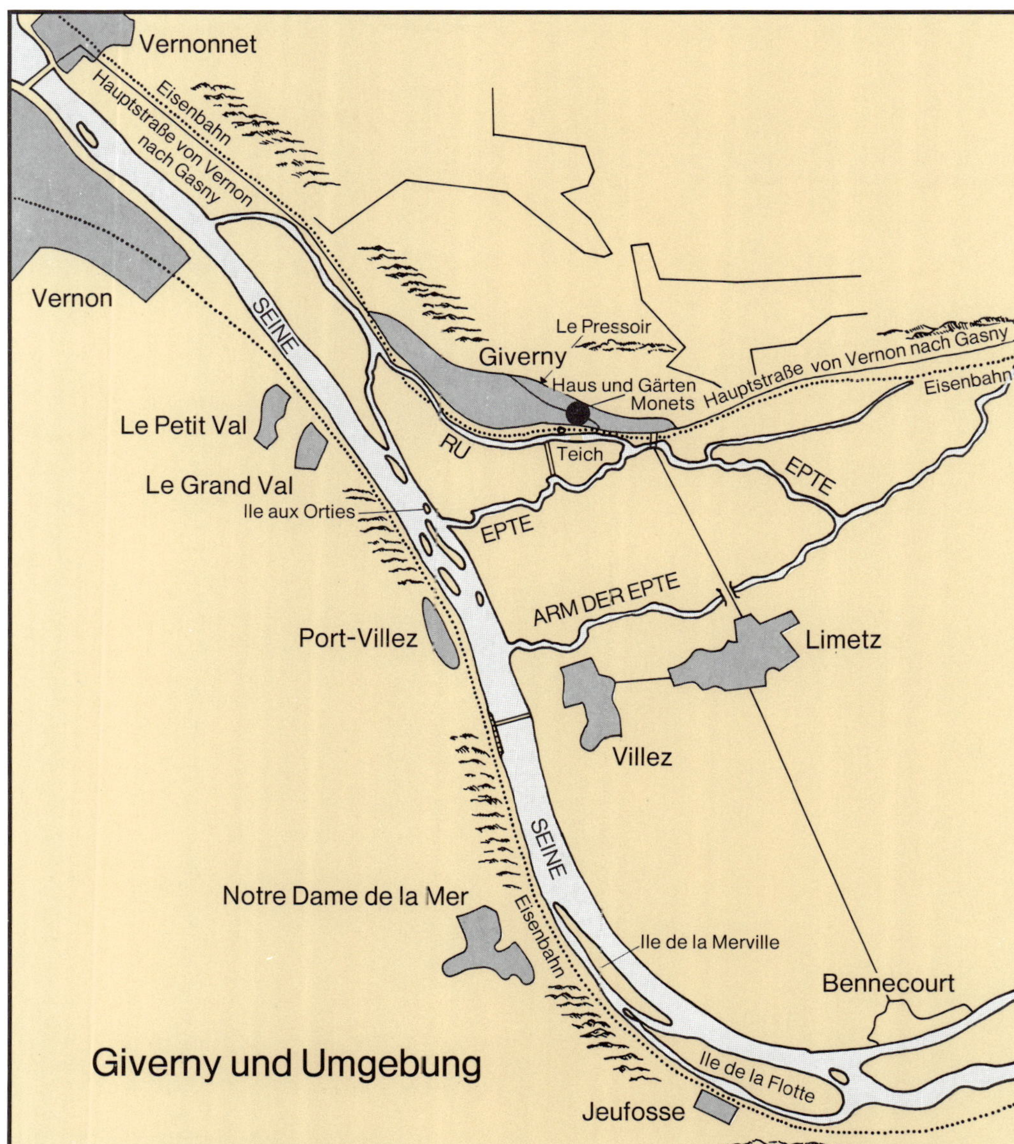

Als er die beiden staubigen Straßen von Giverny, die obere – heute nach ihm benannte – und die etwas tiefer gelegene, abgeschritten hat, zwischen denen es nur wenige stark abfallende Gäßchen mit Spuren von Regenrinnsalen gibt, ist sein künftiges Quartier schon bestimmt. Die Häuser der Bauern, die sich gespreizt »Cultivants« nennen, aber außer den Viehpreisen und einer guten Heuernte wenig im Sinn haben, sind bald gezählt.

Das Dorf

Ein normannisches Dorf, das seinen späteren Ruhm nicht ahnt und nicht will, dessen Landschaft dennoch – in Monets Kunst verwandelt – in fernste Weltgegenden dringen sollte, weiter noch und weniger verschlüsselt als jene Marktflecken und Weiler, die »Hameaux«, an denen der über Rouen in seinem Schloß Croisset schreibende Dichter Gustave Flaubert ein Vierteljahrhundert früher seinen unbeholfenen Doktor praktizieren läßt, ohne daß dieser die exzentrischen Wesenszüge und Nöte seiner »Madame Bovary« auch nur vermutet. Monets Giverny mit seinen Bettlern und »Originalen«, seinen Querköpfen und kleinen Intriganten hätte freilich auch Stoff genug für Flauberts berühmtesten Roman geliefert. *Abb. S. 14/15*

Der Maler mit dem Blick für Gärten wird mit einem Manne handelseinig, der sich – von Guadeloupe zurückgekehrt – hier zur Ruhe gesetzt hat: in einem schmalen, langgestreckten Haus mit einem großen, sanft gegen das »Marais«, den Sumpf, gegen die Epte und das Bächlein Ru sich neigenden Obstgarten.

Bescheiden, unvorstellbar einfach geht es dann bei der Übersiedlung der vielköpfigen Familie zu, deren kleine Habe die Seine abwärts mit dem Hausboot immerhin bis in einige Nähe gebracht wird. Nur der auf dem Wasser erfahrene Monet konnte ein solches Unternehmen wagen, wie alles, das schweigende Entschiedenheit verlangt und eigentlich die größte Bewunderung fordert, größere noch als die vielen hundert Bilder, die hier und in den Jahrzehnten zwischen 1883 und 1926 entstehen.

Eine wahre Gewitterwand aus Abwehr und Feindseligkeit hat Monet zu durchbrechen, kleine und große Giftigkeiten zu ertragen, als seine heitere Familie in den Dorffrieden einbricht, in dem das Bild, die bemalte Leinwand unbekannt ist, der Lebensstil eines Malers und die Ideen eines

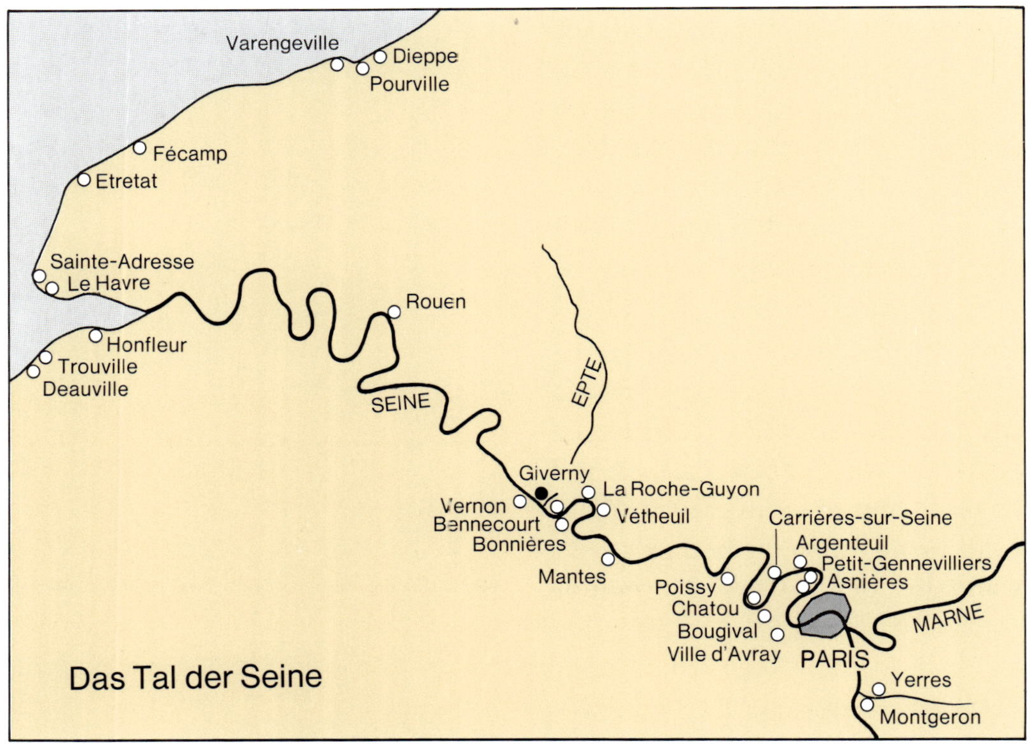

Blumen-Gärtners, der weder Getreide noch Gemüse – und nur dies – anbaut, »des Teufels« sind: ein fremder Spuk für Menschen im Bauernkittel, das Barett auf dem Ohr, die ihr Brot selbst backen und nur sonntags Fleisch essen. Der Tatkraft des Malers, der seine harte Jugend an der normannischen Küste verbracht hat und in seinem Ringen um Anerkennung als Künstler seit dem Unverständnis des Elternhauses in Sainte-Adresse, draußen vor Le Havre an der Seine-Mündung, alle Düsternisse durchlitten hat, eröffnet sich hier dennoch ein Paradies. Für Monet, der nicht nur einmal aus Verzweiflung bereit gewesen war, sein Leben zu beenden, dem das Paris der Salons nur einige tröstende Augenblicke flüchtiger Ausstellungserfolge geboten hatte, dessen Mitstreiter sich als »Impressionisten« in die französische Provinz zerstreuen, wird Giverny zum Ruhepunkt.

Diese auch ihn überwältigende Entschlossenheit, hier zu bleiben, um seine Idee von einer Malerei des Lichtes »en plein air« zu vervollkommnen, muß – auch im Hinblick auf seine robuste Natur von seltener Unanfälligkeit – zugleich eine Wende in seinem Leben bringen. Und wirklich hat er Giverny zu einem eigenen, von großem und anhaltendem Zauber bestimmten Kapitel der europäischen Kunstgeschichte werden lassen.

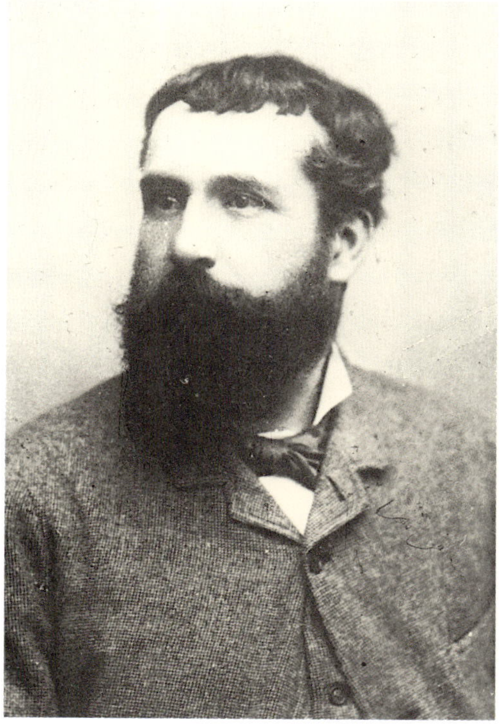

Monet um 1883. Collection Roger-Viollet, Paris

Obwohl er am Tage des Einzugs in das »Pressoir« Manets, des Freundes, Tod erfährt – eine erschreckende Nachricht, die Verwirrung stiftet, Teilnahme fordert, Nach-Paris-Eilen bedeutet, bestürzende Unterbrechung also eines wagemutigen Unterfangens –, und obwohl Monet aufs Schmerzlichste an den Untergang mancher künstlerischen Hoffnungen gemahnt wird, antwortet er mit ungebrochener Tatkraft: Während er mit dem geduldigen Verwandeln des »Clos Normand« (»clos« = umzäuntes Feld), des normannischen Bauerngartens mit seinen verloren herumstehenden Bäumen, in einen »Monet-Garten« ohne Vergleich beginnt, bringt er, um der Witwe Manets zu helfen, drüben in Paris unermüdlich die Petition vor, das Hauptwerk Edouard Manets, die »Olympia«, in den Louvre aufzunehmen.

Beide Vorhaben gelingen dank einer Beharrlichkeit, die wohl das Hauptmerkmal seines Charakters gewesen ist.

Das »Pressoir«

Das Anwesen in Giverny, die Landschaft, das Licht über der Ebene, nicht allzu fern von einem benachbarten Höhenzug begrenzt und daher überschaubar, entsprechen Monets Wunsch, so daß er hier Wurzeln schlagen kann. Wie oft, und oft falsch und mit Anekdoten garniert, erzählt worden ist, gräbt und jätet er, mit seiner Familie und beschwerlich genug, in seinem Obstgarten, von hämischen Blicken über die Mauer bespäht. Er pflanzt und bringt zum Blühen, läßt dafür Immergrünes verkümmern; seine »Blumenphantasie« schafft eine Flora, die übers ganze Jahr reicht und – durch die Hilfe eines erfahrenen Liebhaber-Gärtners, des Malers Caillebotte[1] – selbst über Jahre.

[1] Gustave Caillebotte (1848 Paris – 1894 ebd.), französischer Maler und Mäzen der französischen Impressionisten

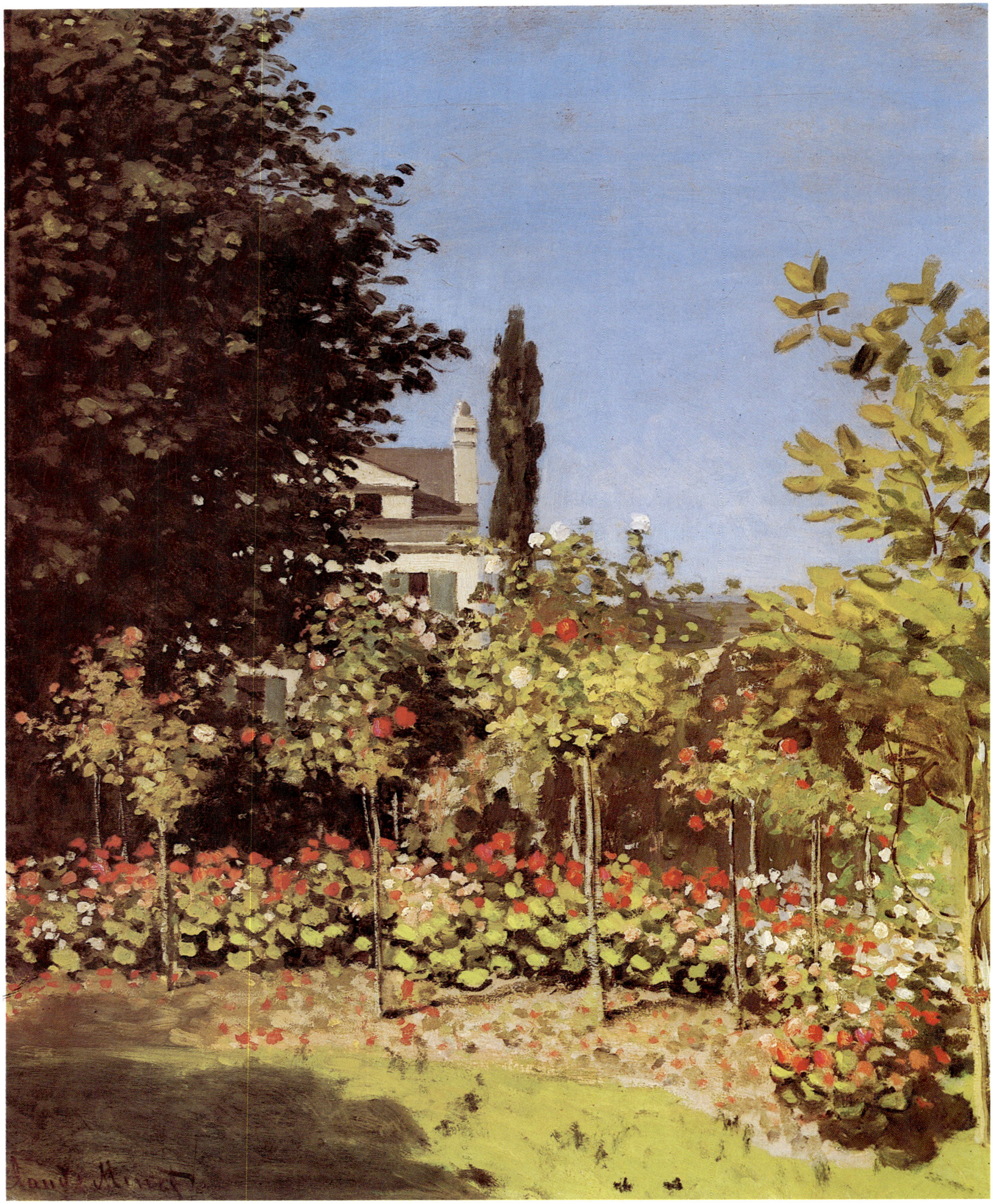

Blumengarten. Um 1866

Eine erhabene Langsamkeit, das Rechnen mit einer Spanne Zeit hat von ihm Besitz ergriffen, der doch in seiner Malerei dem Augenblick den höchsten Rang einräumt, der halben Stunde, in der das Licht mit ähnlicher Stärke oder in ähnlicher Gebrochenheit auf den Dingen ruht, auf den Heuhaufen, über den Pappelreihen, die den gewundenen Lauf der Epte begleiten, wie auf dem Blühen im Garten.

Mit Erstaunen und Mißbilligung nimmt das Dorf die Veränderung des »Pressoir« hin, seine ungewohnte »malerische« Gestalt ohne grünes Labyrinth, ohne Grotten, besonders aber ohne jeden Nutzen. Der »Clos Normand« entfaltet sich statt dessen zu gezügelter Farbigkeit, die bald genug wilde Buntheit verbietet sowie das Wuchern und Überwuchern.

Monet wird hier zum Gartenkünstler, zum Herrn in einem Reich, das unter den einfachen Gesetzen von Sonne, Regen und Sturm, von Blühen und Verblühen steht. In dieses große Geduldsspiel reiht er sich ein und mit ihm sein ganzer Kreis; Natur besänftigt, versöhnt, mildert die Ungebärdigkeit.

Die »Cultivants«, die Bauern ringsum, können das nicht verstehen. Maeterlinck[2] hat in einem Aufsatz über »Alte Blumen« gesagt: »Die Gärten unserer Voreltern waren noch fast öde. Der Mensch verstand noch nicht, um sich zu schauen und das Leben der Natur mit zu genießen.« Egon Friedell[3], der diesen hier bedenkenswerten Satz zitiert, fügt – wie auf diese normannischen Bauern gemünzt – hinzu: ». . . dies ist sehr begreiflich: die Menschen konnten die Natur noch nicht schauen, weil sie selbst dazugehörten.« Und blickt man auf die sich emsig mühende, den Garten erobernde Familie, die begeistert seine Schönheit aufnimmt, so erhält auch die folgende Sentenz ihren vollen Klang: »Lyrische Naturbegeisterung kann immer nur von städtischen Kulturen kommen.«

[2] Maurice Maeterlinck (1862 Gent – 1949 Nizza), belgischer Dichter

[3] Egon Friedell, Kulturgeschichte der Neuzeit, München (1927–32) 1951, Bd. 3, S. 476

Zwei Familien

Mehr ein Lebensverband als eine regelrechte Familie nimmt von Haus und Garten Besitz. Um die Situation mit wenigen Strichen nachzuzeichnen: Die schöne Camille Doncieux, einst Monets berühmtes Modell und seit 1870 mit ihm verheiratet, war 1879, erst 32 Jahre alt, nach der Geburt des zweiten Sohnes Michel im nahen Vétheuil gestorben. Alice Raingo, aus deren Ehe mit Ernest Hoschedé vier Töchter und zwei Söhne hervorgegangen waren, hatte mit Monet in Vétheuil zusammengelebt und sich seiner verwaisten Söhne angenommen. Sie zieht also mit dem Maler und der

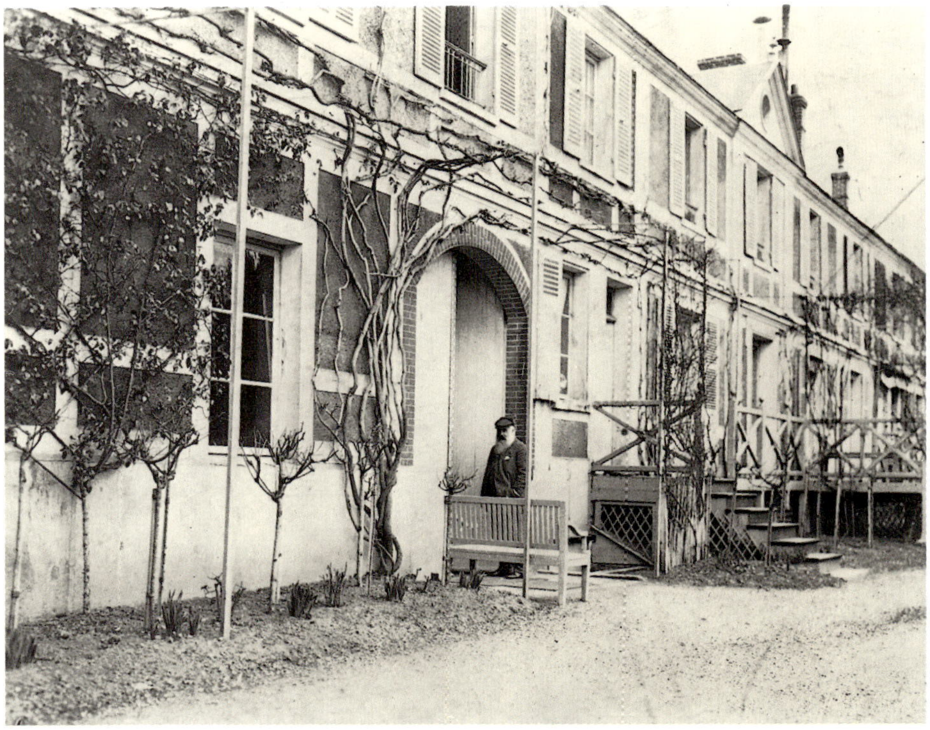

Monet vor seinem Haus in Giverny. Collection Durand-Ruel, Paris

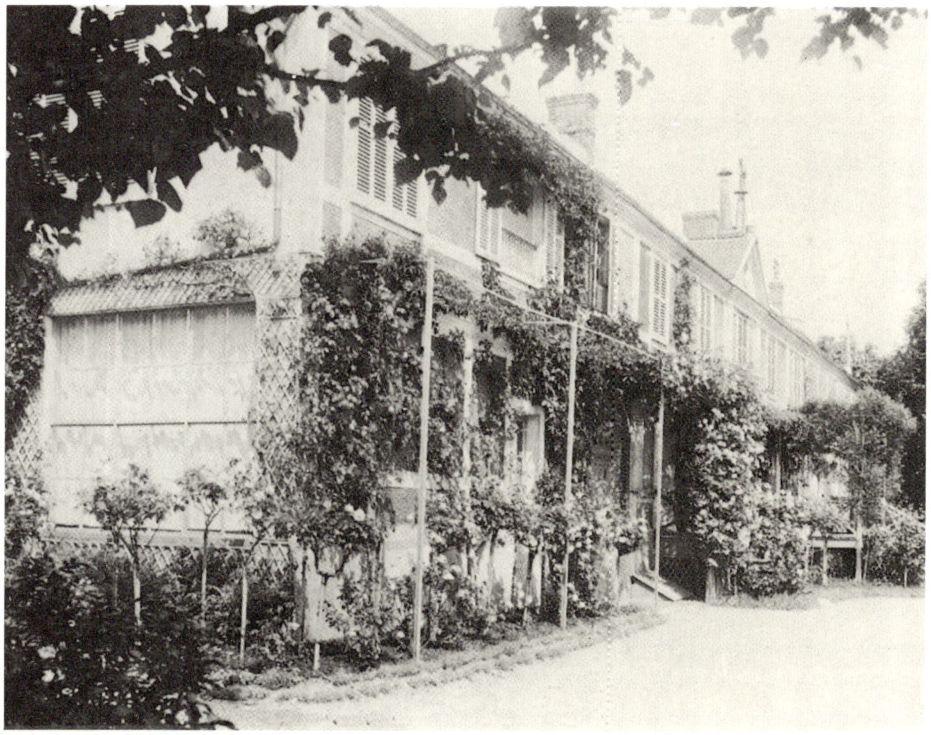

Kletterrosen, Clematis und Wilder Wein rankten im Sommer an den Spalieren um das Haus. Collection Truffaut, Paris

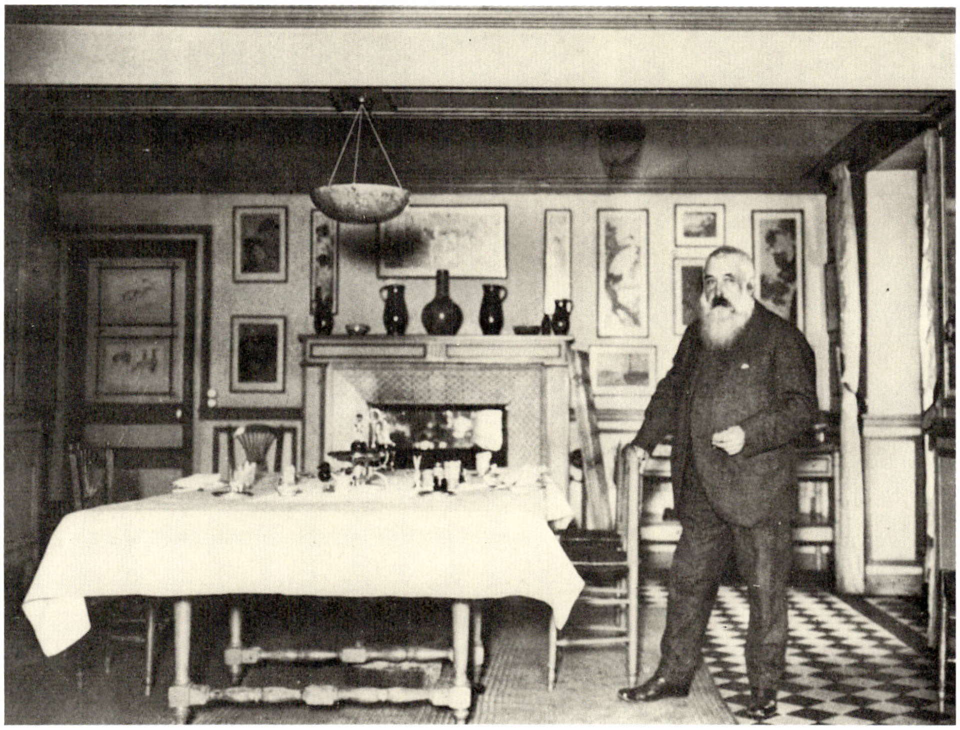

Monet in seinem Eßzimmer in Giverny, um 1915; an den Wänden seine Sammlung von japanischen Farbholzschnitten. Collection Piguet, Paris

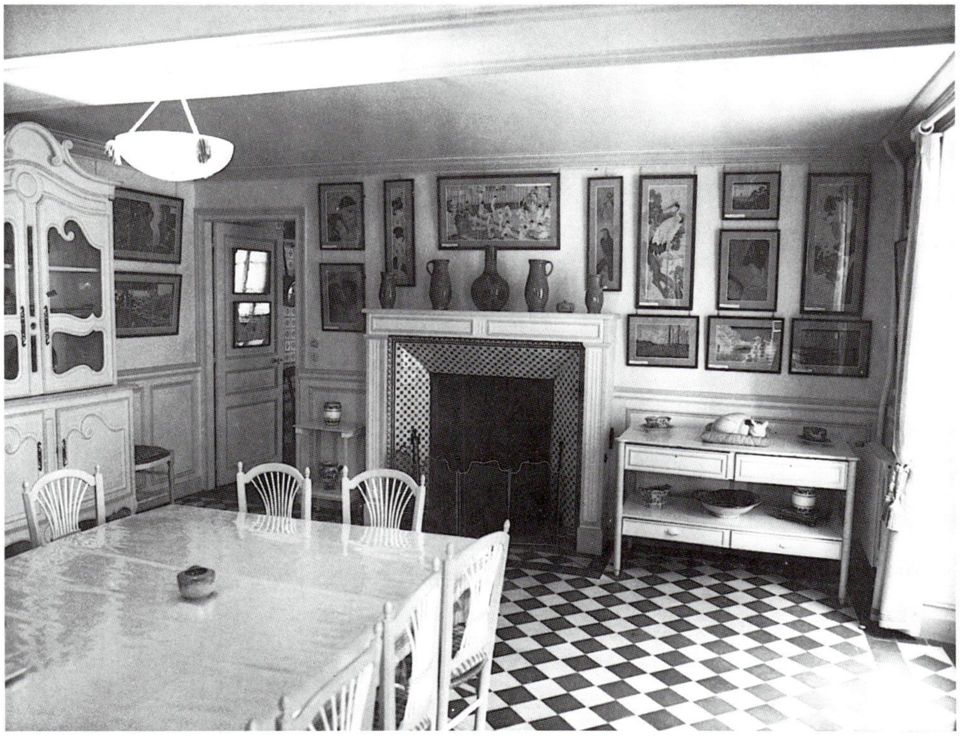

Monets Eßzimmer nach der Restaurierung. Musée Claude Monet, Giverny. Collection Roger-Viollet, Paris

achtköpfigen Kinderschar in Giverny ein. Die älteste Tochter Marthe ist schon beinahe eine junge Dame; die jüngsten, Michel Monet und Jean-Pierre Hoschedé, werden das unzertrennliche, die Wildnis durchstöbernde Gespann von knapp sechs Jahren, reif für die Dorfschule. Da der unglückliche Ernest Hoschedé, einst wohlhabender Finanzmann mit Schloß und Kunstsammlung in Montgeron, südlich von Paris, erst 1891 fern von Giverny starb, war das Erscheinen des Malers und der Madame Hoschedé dem Dorf eine zusätzliche Sensation, und es wird ein Wispern ohne Ende gewesen sein, das dem Abbé zugetragen wurde.

Für das Leben und Gestalten eines Malers, für den Garten und bald: für die Gärten, für Haus und Hof, für alle Hilfen, die Monet brauchte – die Stieftochter trug immer sein Malgerät, und die Kinder fuhren ihm in der Schubkarre die Leinwände in die Wiesen an der Seine und Epte –, war der so zuerst an »Bohème« gemahnende Einzug ein wahres Glück, das unvermindert bis zum Tode von Alice im Jahre 1911 anhielt. Seit 1892 war sie Monets Frau. Und Blanche, die ihren Stiefbruder Jean Monet, der elf Jahre älter war als der kleine Michel, später geheiratet und im Februar 1914 nach düsterer Krankheit verloren hat, wurde und blieb des Malers engste Vertraute bis zu dessen letzter Stunde – Blanche Hoschedé-Monet, auf vielen Fotografien ist sie still und schützend an seiner Seite, den wärmenden Mantel für den stolz aufgebauten Greis über dem Arm, mit vielen, immer berühmteren Besuchern in Giverny, geduldig lächelnd; sie ist seine Muse und sein Trost. Der große und ins späte Werk des »Nymphaeum«, der Seerosen und Trauerweiden tief versunkene – und diese riesigen Bilder leidenschaftlich fördernde – Staatsmann und enge Freund Monets, Georges Clemenceau, hat sie den »Engel« genannt.

Das Haus

Weitere Linien einer sich findenden Malerfamilie zu zeichnen, erübrigt sich hier. Der Garten ist belebt, die Alltagsszene in guten und bösen Tagen einigermaßen nachzuvollziehen, indem man Veranda und Haus betritt: alles zweckmäßig und schön – und so in staunenswerter Wörtlichkeit wiedererstanden, ein Meisterwerk der Restaurierung[4]. Japanische Farbholzschnitte an den Wänden, um »von Bildern auszuruhen«, große Familientafel im gelbgestuften Eßzimmer, blau gekachelte Küche, in der Speisen zubereitet wurden, die Monets Tafel begehrt machten; dann ein kleiner blauer Salon für Madame, Zimmer der Kinder im Oberstock, zum

[4] Vgl. den Beitrag von Herbert Keller, S. 143ff.

Abb. S. 23

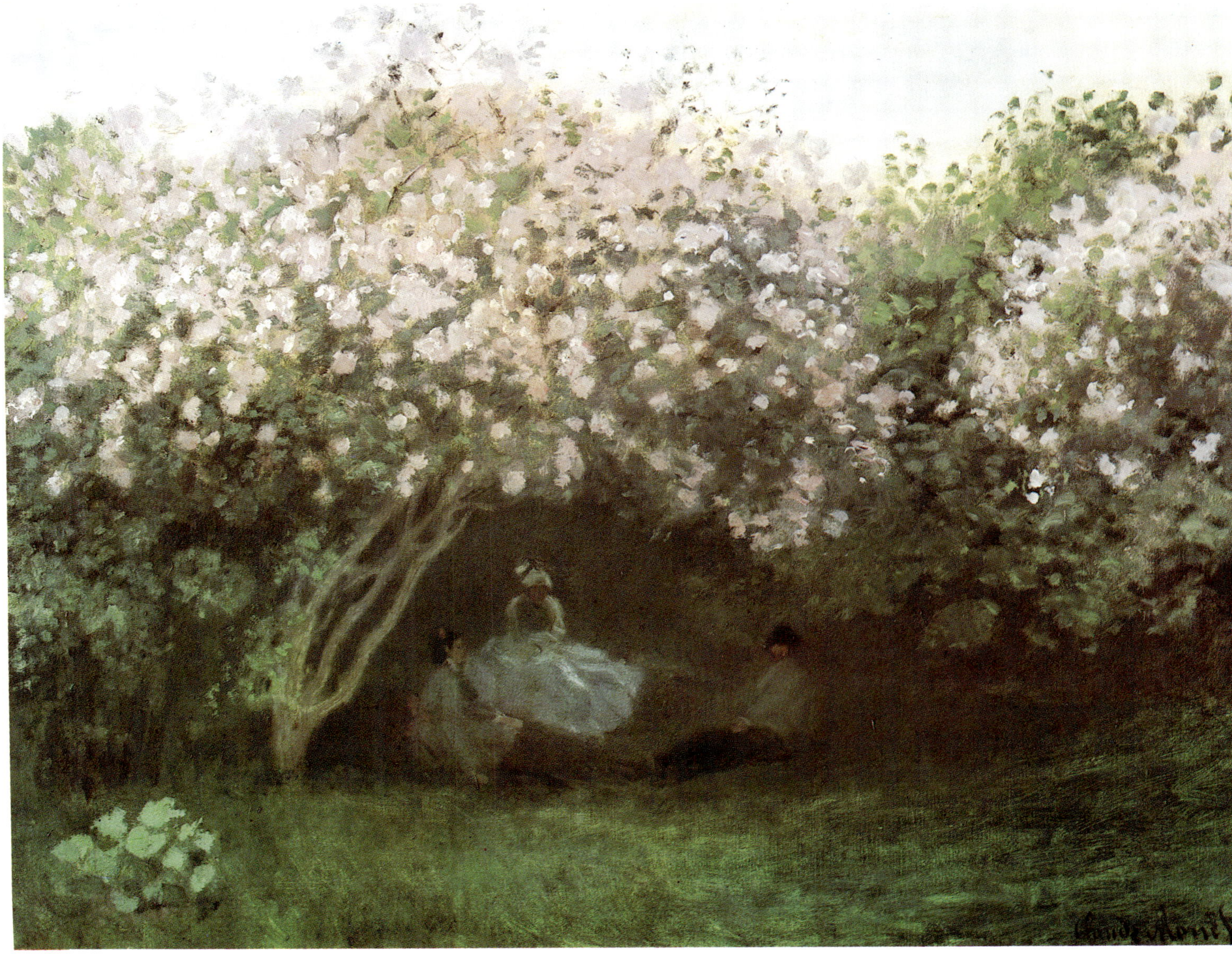

Fliederbäume. 1872

Garten niederblickend, durch Türfenster mit kleinen anmutig niedrigen Gittern davor.

Monet schreitet bei allen seinen Verschönerungen bedächtig voran. Eins nach dem anderen und nur, wenn ihm eine malerische Vision gelungen ist, wenn er »werkend ausruht« vom Malen und einer ihn nahezu aufbrauchenden künstlerischen Eingebung.

Sich selbst hat er sein Reich geschaffen: schlicht und bequem und ohne Prätention und Atelier-Kult. Die Handwerker kommen zu Brot dabei, jetzt schon die von Giverny und mit steigender Wohlhabenheit Monets selbst die von Vernon. Wo einst die Wagenremise des Vorbesitzers war, am Westflügel des etwas schmalbrüstigen, langgestreckten Hauses, das der Dorfstraße den Rücken kehrt, richtet er sich ein. Das erste Atelier, *Abb. S. 30* geräumig und mit mächtigem Westfenster, tiefer als das sonstige Hochparterre gelegen, wird durch eine Innentreppe mit dem Wohntrakt verbunden. Sofa und Liege, Schreibtische, viele Sessel und Stühle machen es wohnlich; an den Wänden auf schmalen Borden in drei Reihen übereinander: Bilder, die er nur Freunden – bald auch einigen Händlern – zeigt. Das wird zum Brauch, und hier werden mit den Jahren Garten und Landschaft, die er in Malerei verwandelt, kritischen Augen zur ruhevollen Betrachtung vorgestellt – freilich nicht das soeben geschaffene, noch nasse Bild, das er, wie immer unzufrieden mit sich, erst auf lange Zeit aus seinem Blickfeld verbannt. Der schweigende Normanne ist hier schwierig gewesen, will ermuntert sein, überwindet seine Skepsis gegenüber Zuspruch und wortreicher Verehrung nur mit äußerster Mühe, wehrt auch Gespräche über Kunst und über seine Malerei ab. Bei den zuerst noch regelmäßigen Treffen der Malerfreunde im Café Riche in Paris, zu denen er sich immerhin aufrafft, hört er nur zu, läßt Renoir und Caillebotte sich beharrlich streiten und kehrt dann in seine vollkommene Einsamkeit und vor seine Motive zurück, denen er eine und nicht mehr als zwei »Sitzungen« gönnt.

Um Monets persönlichstes, der Familie heiliges und immer von ihr respektiertes Reich in Giverny zu Ende zu zeichnen: Über dem Atelier, nun in gleicher Höhe mit den übrigen Räumen des Obergeschosses, liegt sein lichter Schlafraum, von dessen Fenster er den Garten überblickt, an den hohen Eiben vorbei, die er schattend vor der Mitte des Hauses mit seiner Treppe zur Terrasse, die an der Südfront entlangläuft, und dem artigen Dreieckgiebel mit dem »Ochsenauge« im Dach hatte stehenlassen; die Eiben beschließen noch heute als mächtige Dunkelheiten den Hauptweg des »Clos Normand« gegen die rosafarbene Hausfront hin. Andere, den Weg begleitende immergrüne Gewächse waren seiner Gar-

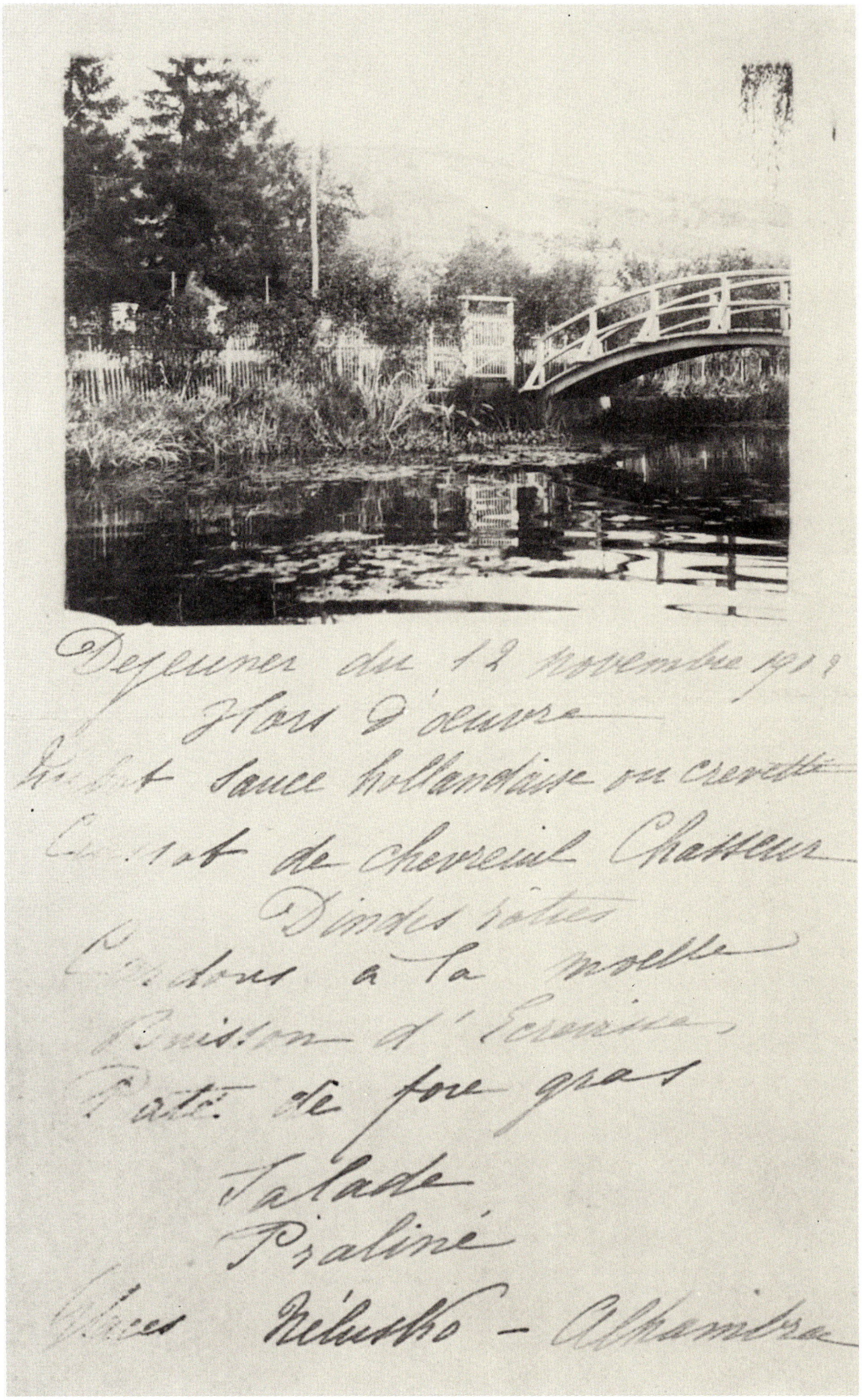
Déjeuner du 12 novembre 1902
Hors d'œuvre
Turbot sauce hollandaise ou crevettes
Cuissot de chevreuil Chasseur
Dindes rôties
Cardons à la moelle
Buisson d'Écrevisses
Pâté de foie gras
Salade
Praliné
Glaces Nélusko – Alhambra

»Déjeuner« vom 12. November 1902 anläßlich der Hochzeit von Monets jüngster Stieftochter, Germaine Hoschedé, mit Albert Salerou. Collection Piguet, Paris

»Das Sujet ist für mich von
untergeordneter Bedeutung;
ich will darstellen,
was zwischen dem Objekt
und mir lebt.«

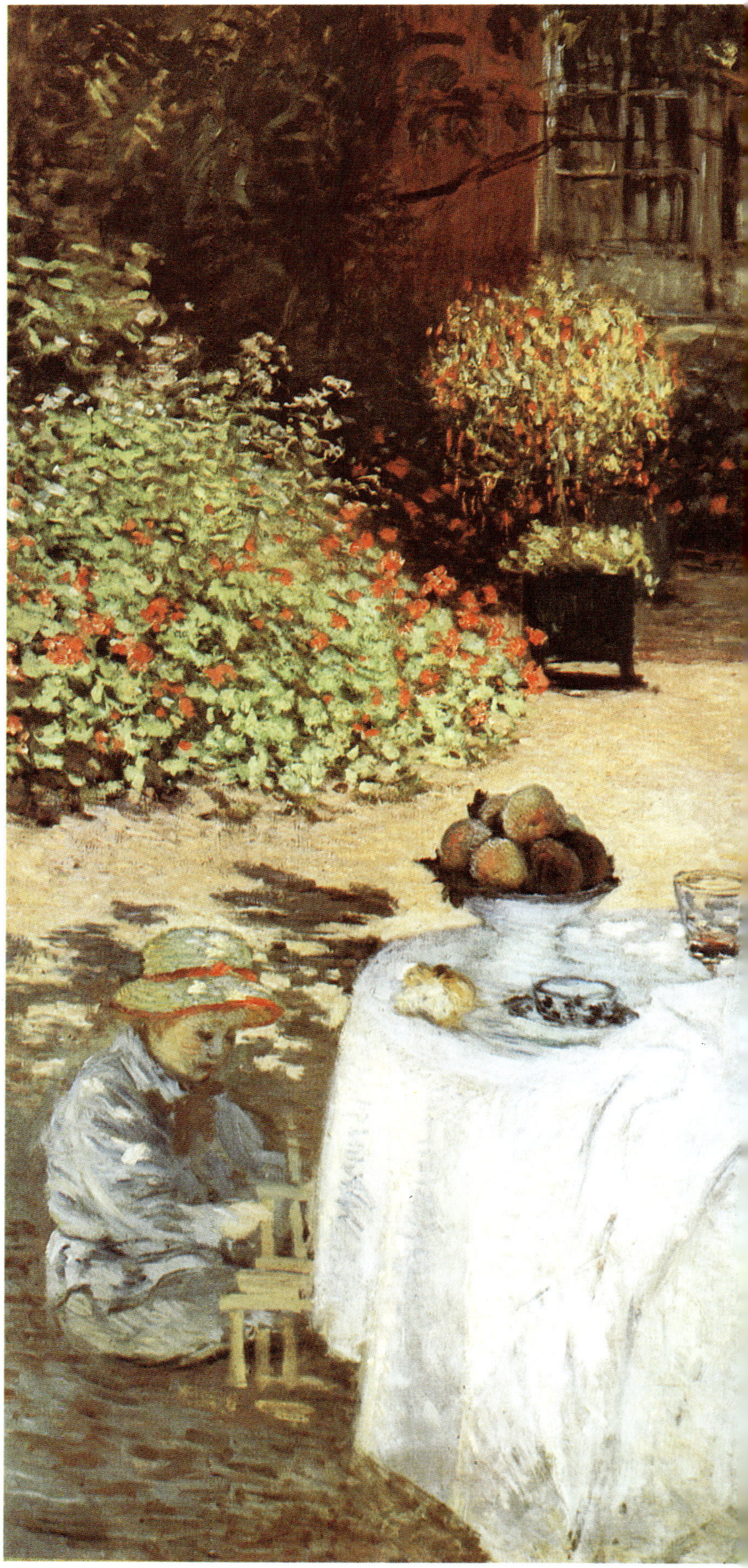

Das Frühstück. Um 1873–74

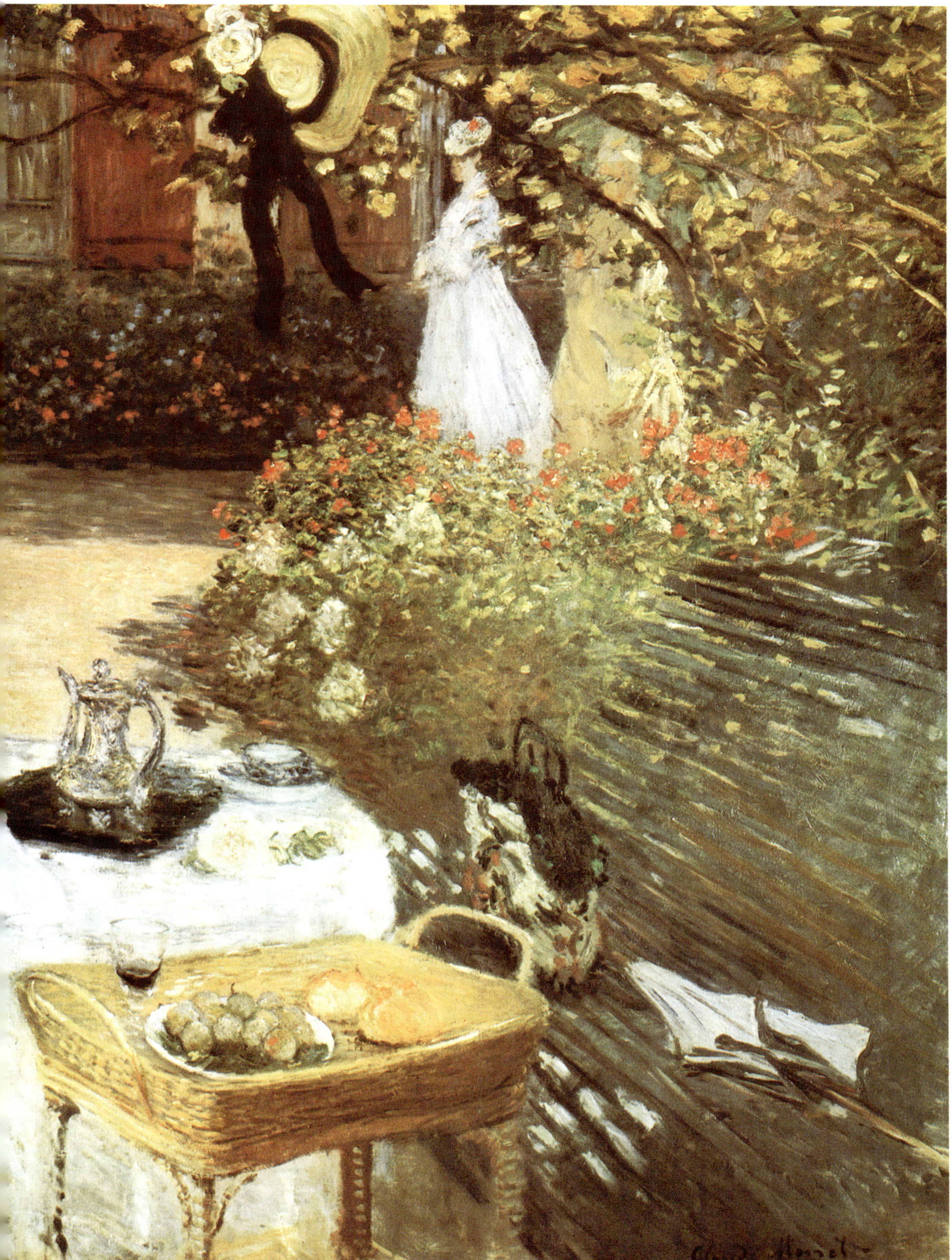

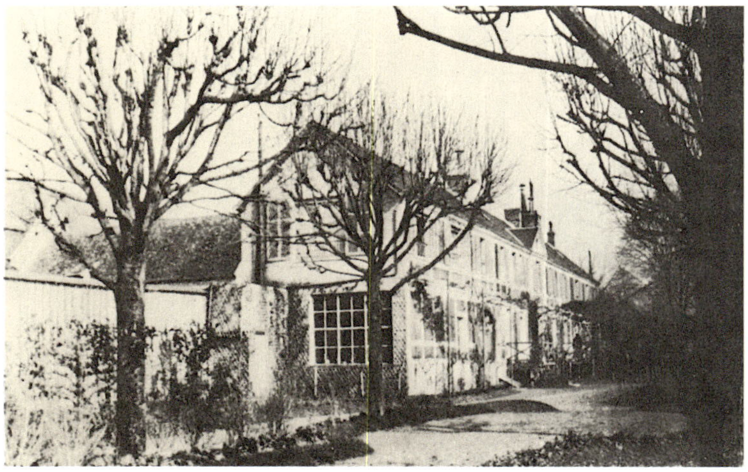

Das Haus mit dem ersten Atelier im Winter. Collection Piguet, Paris

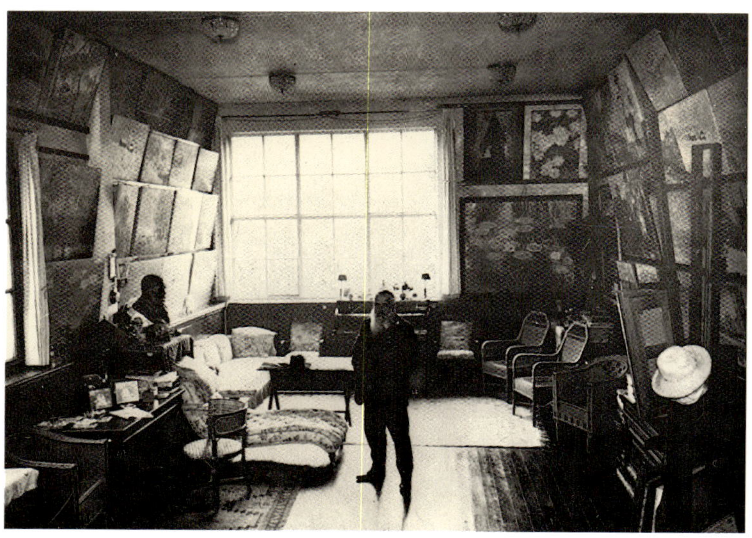

Monets erstes Atelier mit Bildern aus allen Schaffensperioden, um 1915. Collection Piguet, Paris

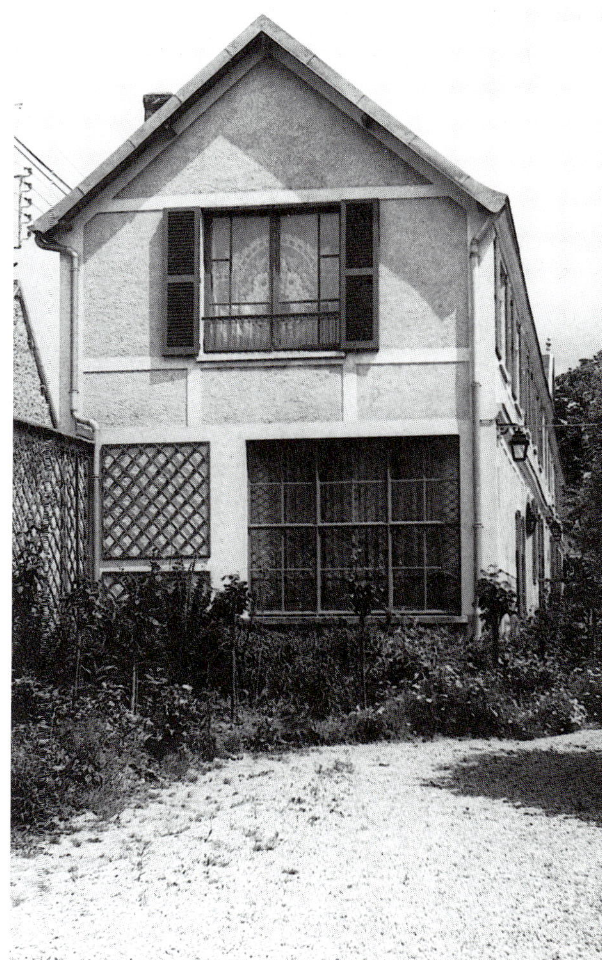

Monets Haus heute

tenlist gewichen: Gestutzt ließ er sie von Rosen überranken und sanft ersticken.

Das Schlafzimmer: die Ruhestatt eines Eigenwilligen, der sich auch vor den fragenden Augen der Seinen verbirgt, wenn ihn Zweifel überkommen. Er bleibt im Bett, auch wenn schnell jagende Wolken über den Himmel der Normandie, seinen Himmel, ziehen und einen vorgefaßten Plan zunichte machen. Und in Giverny herrscht nicht immer der blaue Himmel – Schicksal des Freilichtmalers. Die große Gardine schließt sich dann unter seinem wütigen Schleudern: Monet grollt, die Welt besteht nicht mehr.

Der Garten

Und doch kehrt sie zurück. Erste Morgenhelle überflutet den Garten; sie sieht den Maler heiter und ruhig zwischen den noch schlaftrunkenen Rosen, den betauten Iris, in langer Reihe wohlgewachsen: seine Lieblinge. Ihr kühles Feuer leuchtet verhalten. In dieser Stunde köstlicher Frühe, in der die Vögel sich singend von nächtlicher Starre befreien, findet man Monet zwischen seinen Rabatten, bei den Blumen seiner Wahl, in der Stille, die seinen Garten umfängt. Man hat ihn sich vorzustellen: sinnierend, seinen Beobachtungen ganz hingegeben, nicht eigentlich des Wachstums, sondern der modellierenden Macht des Lichtes. Hier formen sich, während das Haus noch in tiefem Schlaf liegt, Bildideen in oft bestürzender Folge. Von diesem Aufbruch zur Arbeit, in Morgendunst und frühes Licht, in eine aus den Nebeln der Nacht aufsteigende Natur und in den Zauber seiner Gartenwelt, von dem er Blühen ohne Verblühen in seine Leinwände aufgenommen hat, ist später zu sprechen.

Monets Erscheinung

Auch die Erscheinung Monets beschäftigt hier, so wie sie überliefert ist. Er muß sich gern »in Positur« gestellt haben, wohl wissend, daß er ein Bild abgibt. Hélène Adhémar[5], der die Ausstellung von Monets Werk im Pariser Grand Palais im Frühjahr 1980 zu danken ist, hat es mit Recht für gut befunden, sein Bild nicht von den schönen Altersfotografien allein bestimmen zu lassen: dem Maler in weißem Prophetenbart, das Haupt vom weichen Filzhut bedeckt und sommers vom breitrandigen Panama beschattet. Giverny hat auch den anderen, schwarzbärtigen Monet mit den

Abb. S. 33

[5] Im Vorwort von: Hommage à Claude Monet, Ausst. Kat., Febr./Mai 1980, Paris, Grand Palais

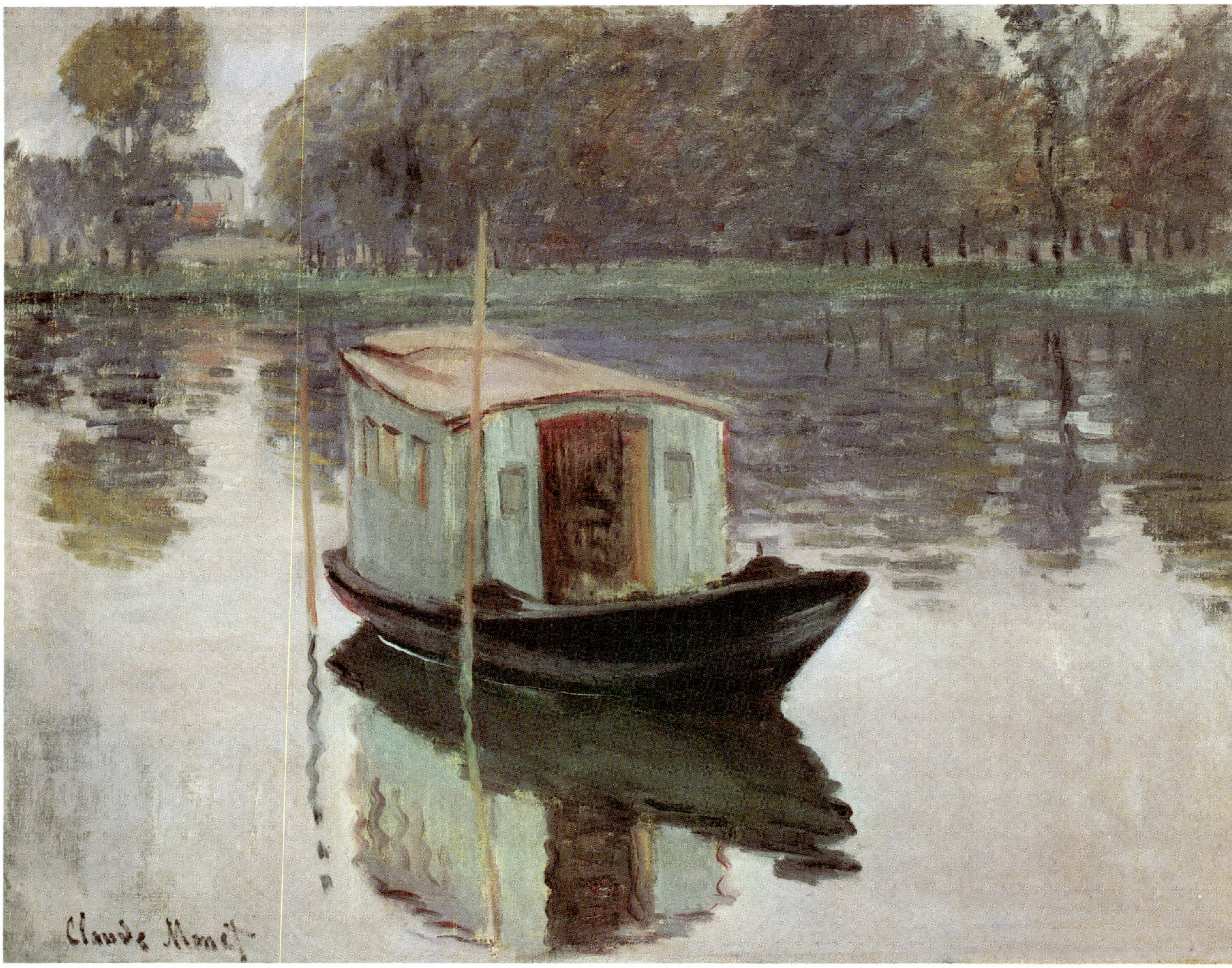

Das Atelier-Boot. Um 1874

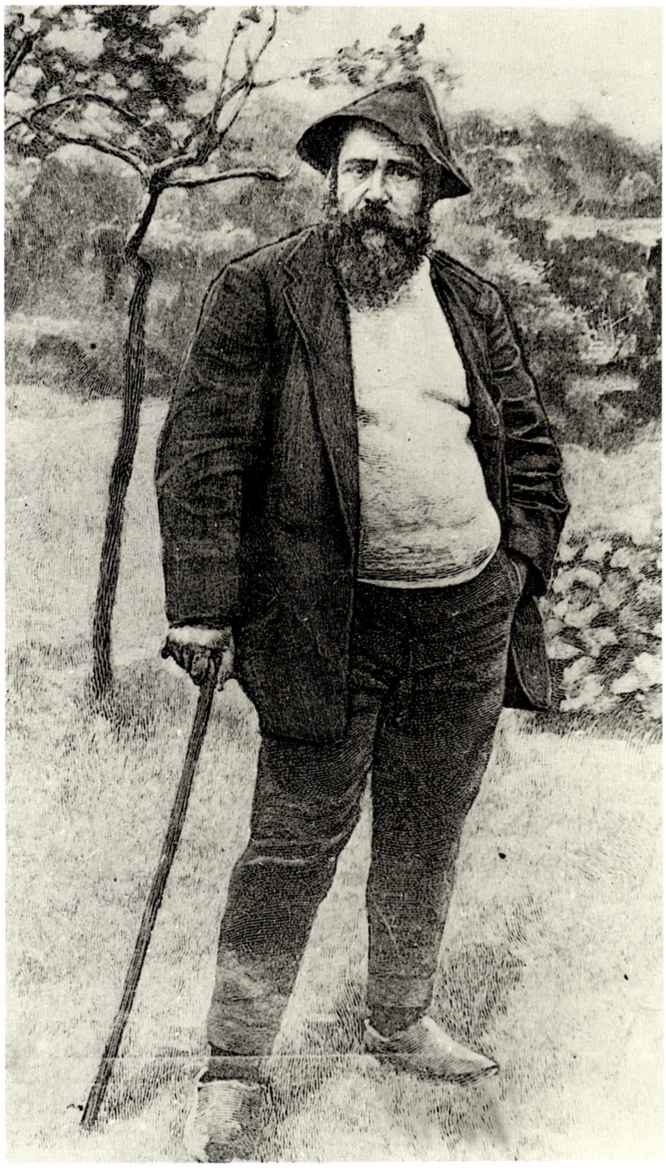

Monet um 1895. Collection Roger-Viollet, Paris

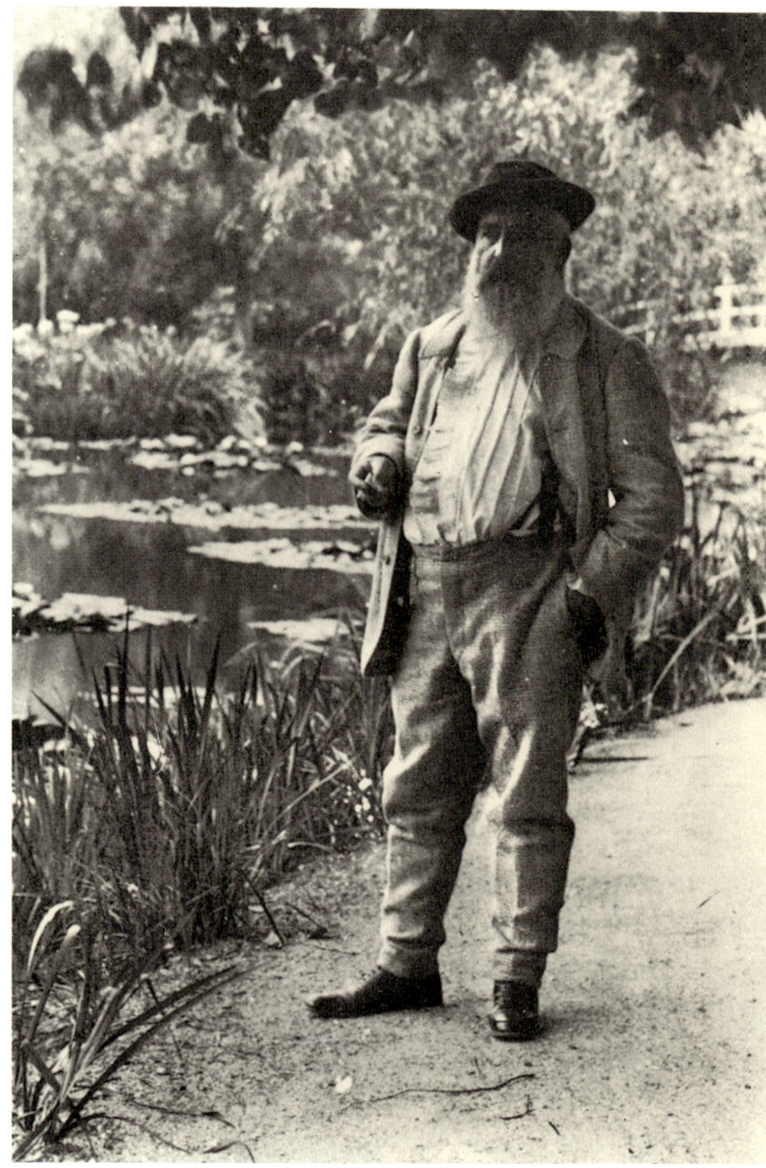

Monet in typischer Pose, um 1920. Collection Sirot, Paris (Foto: Bulloz)

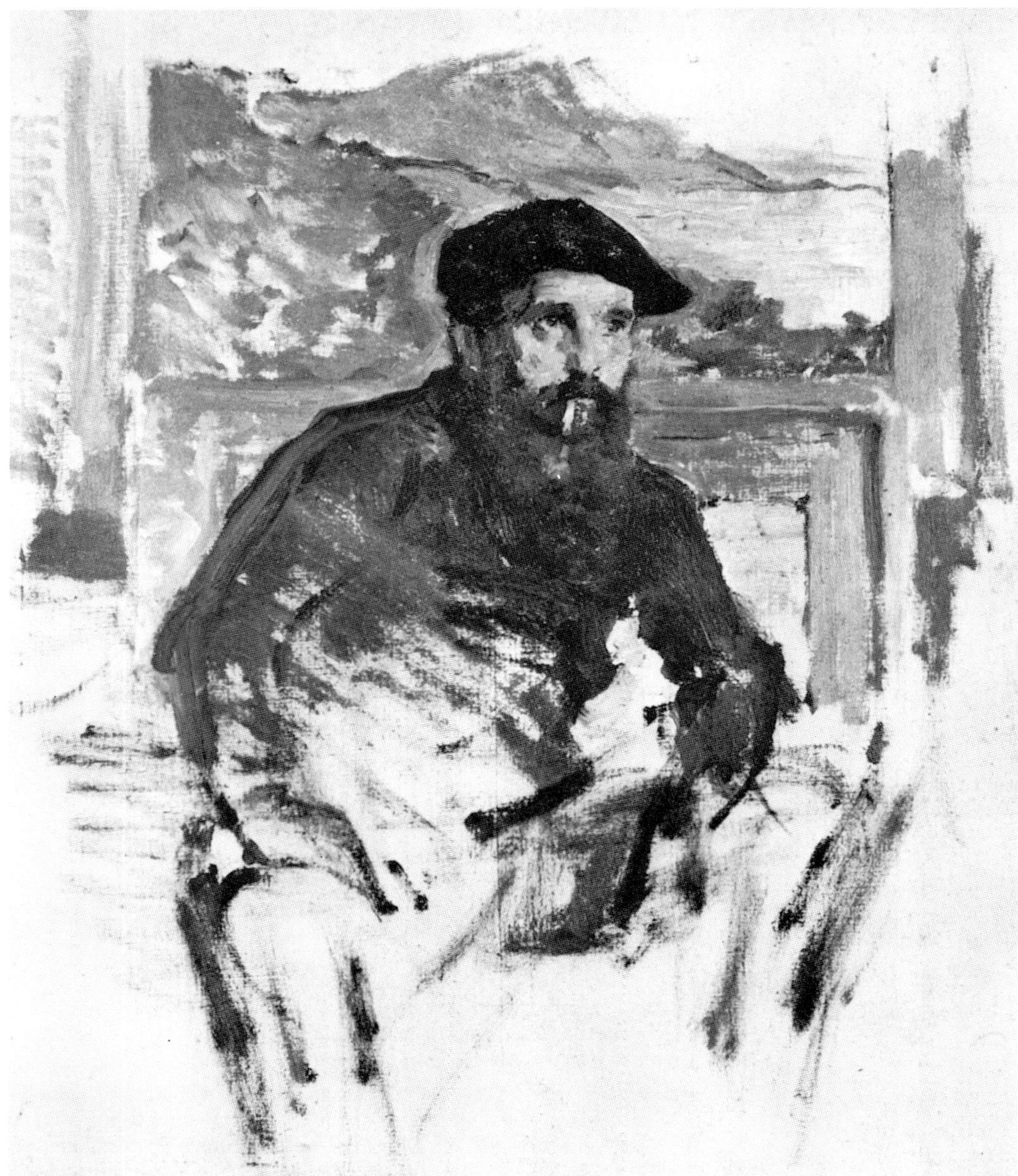

John S. Sargent, Porträt Claude Monet. Um 1885. Collection Howard Johnston

[6] John S. Sargent (1856 Florenz – 1925 London), amerikanischer Maler

funkelnden pechschwarzen Augen gekannt, so wie ihn Sargent[6] gemalt hat: mit Barett, die unvermeidliche Zigarette im Mund, niedersitzend zwar, aber wie im Sprung. Die Gestalt ist daher nicht von ungefähr mit nur wenigen Pinselstrichen gegeben – ein Augenblicksbild freundschaftlicher Begeisterung. Sargent war es auch, der schon früh die allerschönsten Seerosen-Bilder begierigen amerikanischen Sammlern vermittelt hat.

Das Bild des sprungbereiten Monet ist also keine kritische Skizze, auch kein mildes Porträt, wie es Renoir 1875 von ihm geschaffen hat[7], in leiser Sanftheit, beim Malen innehaltend, als hätte er nicht gerade in jenen Jahren den Kopf voller Sorgen ums tägliche Brot gehabt. Dennoch bezeichnen solche Bilder von dem jungen, ungebärdigen Sohn der Küste, dem Verfechter impressionistischer Malerei nicht den »großen Gärtner«, den Schöpfer von Giverny. Ihn erkennen wir in der stattlichen Gestalt, die durch den immer gleichen Auftritt, das ähnliche Habit einprägsam wird: gegen Sonne wie Regen gleich geschützt, im Gange der Jahre in immer schönere, helle Stoffe unauffällig gekleidet, inmitten eines Meers von Blüten, vor seinen Leinwänden, still bedenklich in seine Arbeit vertieft. Alles ist einfach an ihm, umschließt ihn lässig, zum Werken und Malen gleich gerecht. Die heute zu guten Jahren gekommenen Großväter erinnern sich ohne Mühe eigener ländlich lebender Vorfahren mit abgestreifter städtischer Vergangenheit, indem sie im Geiste vergleichen: Gewand und Erscheinung, Gewohnheiten, Mahlzeiten, den Rhythmus von Arbeit und Ruhe, ihr Leben nach dem Lauf der Sonne ohne schweifende Unterbrechungen, oder doch: ohne viele. Und in den Ohren klingt diesem »Früh auf und Früh nieder«, das Monet den Seinen vorlebt, dabei merkwürdigerweise nach, was als drohende Spruchweisheit abgewandelt in »Früh auf und spät nieder« Kindergemüt im antwortenden Nachsatz erschreckt hat: ». . . bringt verlor'nes Gut wieder«!

Wenn diese Ermahnung für die Epoche und für die Generation Monets gegolten haben sollte – mehr als das Goethesche Wort: »Was Du ererbt von Deinen Vätern hast, erwirb es, um es zu besitzen« –, so spiegelt es die Zeit eines Umbruchs und der veränderten Ordnungen.

[7] Auguste Renoir, Bildnis Claude Monet, 1875, Öl auf Leinwand, 84 × 60 cm, Paris, Musée du Louvre, Galerie du Jeu de Paume

Der Planende

Monet weiß zu jeder Stunde seiner Jahre in Giverny, was er allein seiner Arbeitskraft verdankt, was er sich schuldig ist, auch wenn er malend »die Welt« zu vergessen scheint. Als Nachbar seines großen Landsmanns Flaubert, als Mann, der vor dem 70er-Krieg nach London geflohen ist, teilt er dessen Skepsis und Weltsicht, wenn ihn auch der Fall des zweiten Kaiserreichs nicht so wie diesen demoralisierte. Die Unzufriedenheit mit dem Geschaffenen hat er mit Flaubert gemeinsam, der in der Kunst fortan eine »unnütze Tätigkeit« gesehen hat. Und dies bei allem Genie.

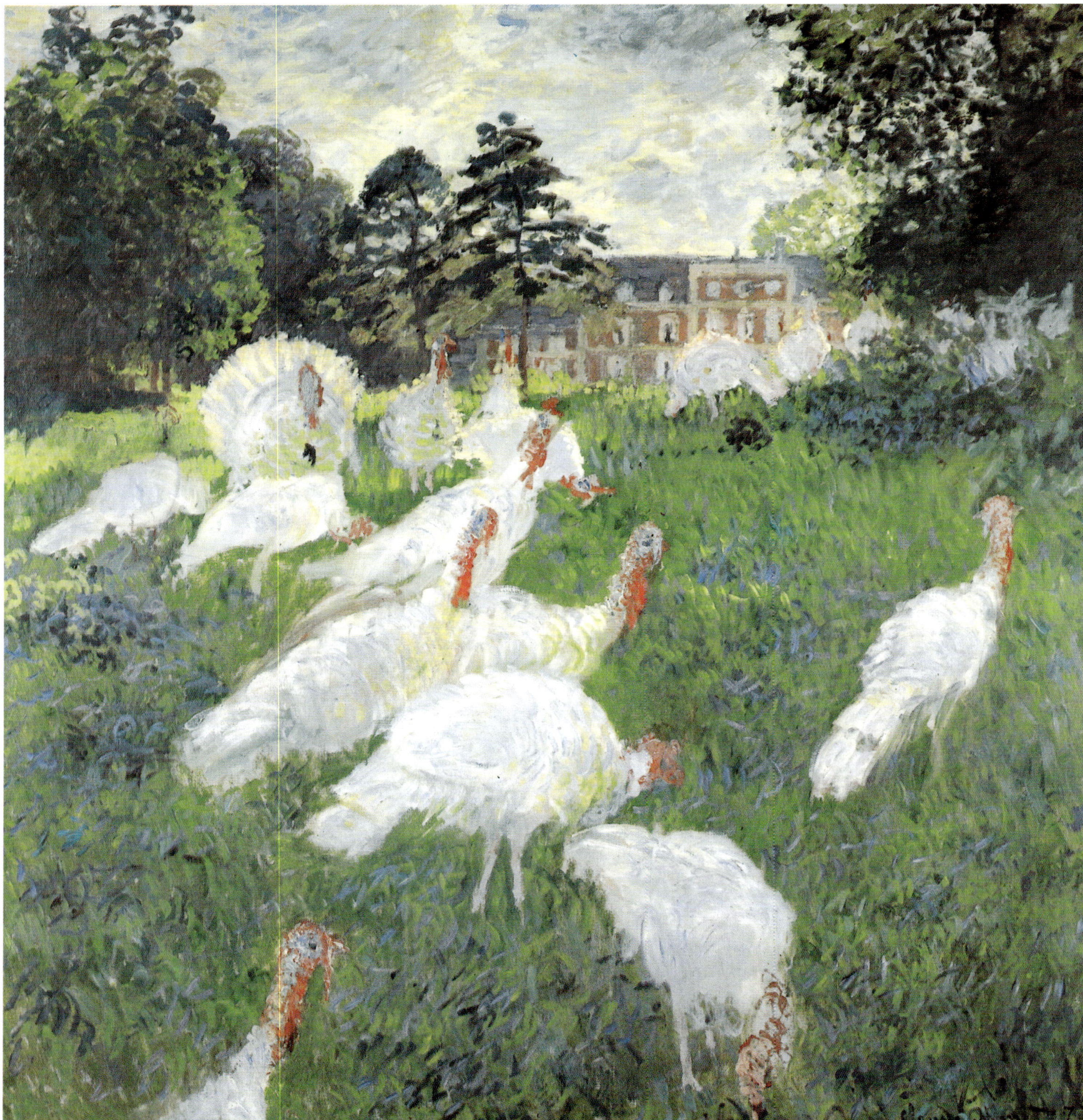

Die Puter. 1877

Der schönen Bedächtigkeit des Alten, seinem Wind und Wetter ertragenden Naturell, dem Eingehüllten und endlich Verhüllten ist also das Kraftvolle, köstlich Wild-Trotzige, Selbstverständliche, immer zur Tat Bereite, Wohlüberlegte, ja, das Ökonomische seines Wesens hinzuzufügen, um verständlich zu machen, wie er – einem guten Schachspieler ähnlich – überraschend und auch überrumpelnd Zug um Zug tut: wie er im Garten ein zweites Atelier errichten läßt, den »Clos Normand« von seinen hohen Mauern befreit, indem er sie zur Hälfte niederlegen läßt, um sie von »lebendigen« Hecken überwuchern zu lassen: Blüten statt Quader; wie er in zähem Ringen ein Stück vom Sumpf zu Füßen seines Gartens, der sich so sanft der Sonne hinbreitet, hinzuerwirbt, einen Teich ausheben läßt, den das Bächlein Ru mit frischem Wasser speist; wie er Bäume und Sträucher in einer »geordneten Wildnis« von großer Schönheit, Schatten und Stimmungen beschwörend, zuläßt; wie er bald mit Hilfe des Gärtners Félix Breuil – eines Meisters seines Fachs, den ihm der Literat Mirbeau vermittelt hat – und seiner Gesellen die Seerosen-Inseln und poesievollen Bepflanzungen des Ufers nach seinem Wunsch anlegt. Immer gibt es einen nächsten Plan: bald ein Gärtnerhaus, bald eine geteerte Straße neben den Eisenbahngleisen, die beide Gärten etwas prosaisch trennten. Der Staub ist damit gebannt, und wer weiß heute noch von der lange Zeit in der Luft stehenden sandig-hellen Wolke, die ein ländliches Gefährt an einem Sommertag aufwirbelte und den Rosen die Farbe nahm.

Abb. S. 39

Da die Gärten mit ihrem Blühen drei Jahreszeiten – Frühling, Sommer, Herbst – in allen Farben, vom zaghaften Weiß zum überredenden Rot-Violett, mächtig beleben sollen, entstehen Gewächshäuser, auch damit empfindliche Pflanzen überwintern können. Die Gärtnerjungen brauchen Unterkünfte, nicht wie in Eichendorffs »Leben eines Taugenichts«, sondern viel eher wie in Stifters »Nachsommer« – also werden sie geschaffen. Und als das Werk dieses Malers ins große Kosmische der schweigenden Seerosen-Inseln und der »Saules pleureurs«, der Trauerweiden, ausgreift, als diese Vision an der Schwelle des Greisenalters übermächtig wird, als – nun zum ersten Male nach Jahrzehnten des Malens »en plein air« – das Atelier ihn wieder aufnimmt, um großformatige Studien und Bilder nach seinem »inneren Bilde« entstehen zu lassen, da läßt er trotz kriegsbedingter Materialnöte im Jahre 1916 ein drittes, riesiges Atelier an der Nordostecke des Anwesens errichten: An nichts fehlt es Monet dort, um in Sommerhitze wie in Winterskälte malen zu können – während er in seinen ärmlichen Jugendtagen einen Graben hatte ausheben müssen, um die Leinwand hineinzustellen, wenn die obere Bildpartie ausgemalt werden mußte.

Abb. S. 120

Daß die »Fremdlinge« im Dorf zu Respekt und begrenzter Beliebtheit gelangen, kann bei der unerschütterlichen Willensstärke und der wortkargen Distanz des Hausherrn nicht verwundern. Wie bald die Gewohnheitsbettler an der Haustür ihr Teil bekommen, wie die Handwerker ihren Nutzen aus so vielen Neuerungen ziehen, wie die Bauern sich bis zum »Wegezoll« und anderen kleinen Schikanen, auf die noch mit einem Wort zu kommen ist, an ihm schadlos halten, ist oft erzählt worden. Es wird hier ins Gedächtnis gerufen, weil nur so – anders als Emil Noldes Seebüll – das dem Dorf abgetrotzte Paradies zu verstehen ist. Daß Monet selbst auf seine Kosten das »Marais«, den einst von Tausenden von leuchtend gelben Lilien bedeckten Sumpf, trockenlegen läßt, um sich den Teichgarten zu sichern, daß er – nun mächtiger in seinem Stimmrecht unter den Bauern geworden – in Giverny eine Stärkemehlfabrik mit schmauchendem Schornstein verhindert, das bezeichnet seinen Stand. Den Dörflern, die alle Neuerungen mit Murren hingenommen hatten und nur mit gutem Gelde zu besänftigen waren, erscheint der tägliche Auszug des Malers zur Arbeit mit der Zeit in neuem Licht: Der Kauz wird ihr Ernährer.

Das Dorf verändert sich

Giverny tritt aus seiner Anonymität, nicht nur zu Monets Freude. Fremde, verehrende Maler, allerlei kunstfertige Jünglinge drohen in seine Stille einzubrechen. Die Kinder drängen mit den Jahren nach draußen und bringen Turbulenz. Monet muß sich verbergen, abschließen, streng auf den Hausfrieden halten. Seine Gäste an der Tafel bestimmt er allein, und schwärmerischen Anbetern weiß er sich bald zu entziehen. Der Trubel und die Flut der Besucher, die mit großen und geringen Wünschen auf ihn eingedrungen wären – liest man nur nach, wer allein an bedeutenden Zeitgenossen nicht nur einmal bei ihm zu Gast gewesen ist –, hätten ihn sein wesentlichstes Vorhaben, sein eigentliches Ziel aus den Augen verlieren lassen: zu malen, sich von diesem Tun an vielen Leinwänden auszuruhen und in diesem Wechsel sich und sein Werk zu erhalten.

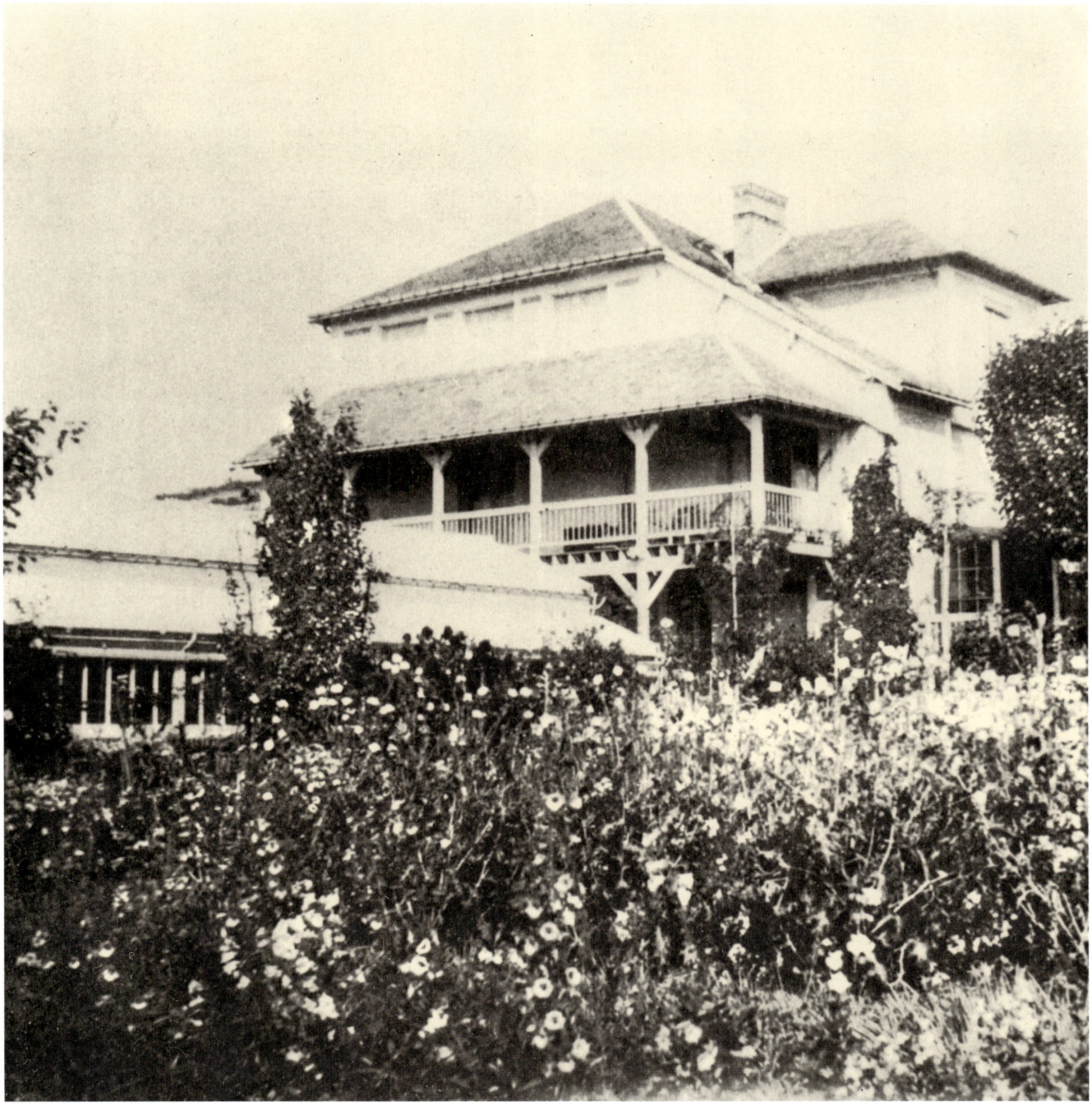

Das zweite Atelier, 1897 gebaut, mit dem Orchideen-Treibhaus. Collection Toulgouat, Paris

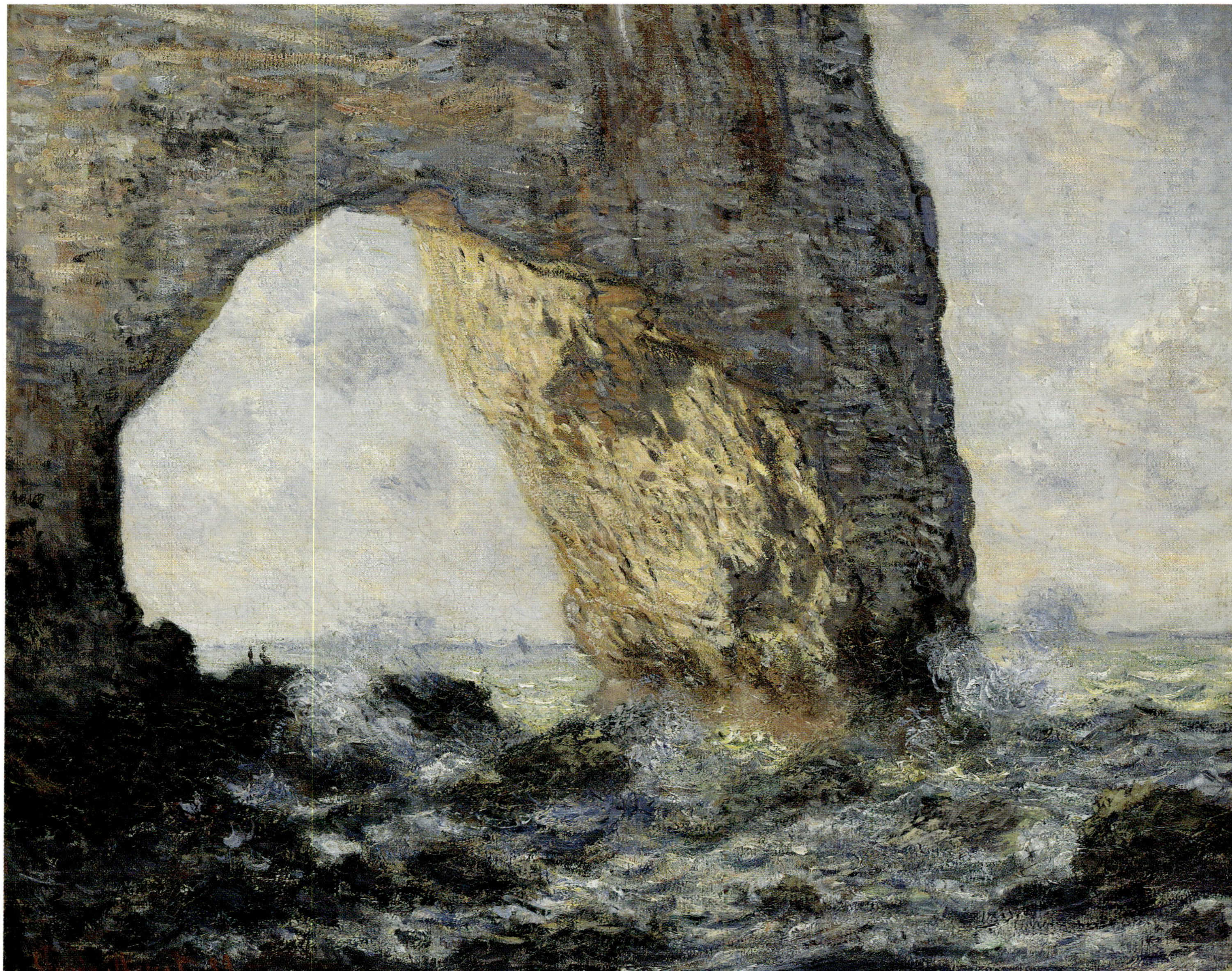

Die Felsenklippe bei Etretat. 1883

Vertrautheiten

Nachbarschaft der Felsen und Hügel – Die Seine, ihre Buchten und Inseln – Das »Marais«

Claude Monet ist auch – in gewisser Naivität – als der größte Künstler der Normandie bezeichnet worden, was heißt, daß solche Aneignung dieser geschichtsträchtigen Region zwischen Paris und dem Meer, der Baie de la Seine und der Côte d'Albâtre nicht als unerlaubt und unglaubwürdig zu gelten hat. Sainte-Adresse an der Mündung des sich weit öffnenden Stromes, noch vor dem mächtigen Festlandshorn, dem Hafen von Le Havre, ist als Kinderheimat Monets wesentlicher als sein Geburtsort Paris, normannische Wesensart deutlicher als Städtertum. Freilich, nach Paris mußten sie alle, aus welcher Richtung der Windrose auch immer. Eugène Boudin, selbst fleißig am Strande von Trouville malend, hatte ihn nach dort entsandt. Das eigentliche Element aber, das Monet zu allen Zeiten mit magischer Kraft angezogen hat, war das Wasser, der Strom, die See: immer aufs Neue und an manchem Ort seit Argenteuil und Asnières die Seine, die Küste der Normandie, Dieppe, Etretat, der Atlantik draußen vor der Bretagne und in den Felsenklippen der vorgelagerten Belle-Ile.

Und dennoch: Wirklich vertraut ist dem Vielreisenden, auch in den

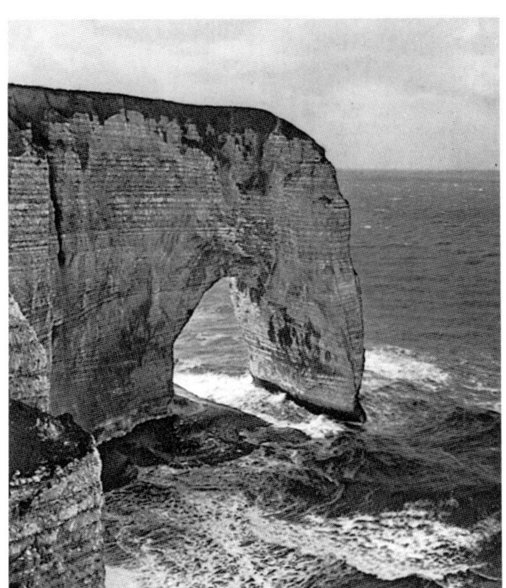

»La Manneporte«, Etretat

Tagen von Giverny, auf der Suche nach immer neuen, erregenden Motiven von Schweden bis an die Côte d'Azur der Unterlauf der vielgewundenen Seine, wie vielen seiner Malerfreunde. Es ist kein Zufall, daß er in Giverny seine Suche beendet, obwohl er von der umgebenden Landschaft nicht – wie noch Corot oder Daubigny – das große Schaubild, die weite Ebene, die aus dichtem Grün sich schälenden weißlichen Felsen in ihren pittoresken Formationen zum Bild hat werden lassen. Er »schildert« nicht mehr, das Leben aber mit dem Fluß, der behäbigen Seine, die sich mit ihrem Mäandern unter den Felsen hin nicht von der Stelle bringt, von Schleife zu Schleife Buchten und tote Arme, Inseln und Inselchen ausbildet, Gehölz und Unterholz reichlich zuläßt, um es im Eisgang des Winters zu schieben und zu brechen, zu stülpen und zu schichten, hat es ihm angetan. Wasservogelgestrüpp, Schilf und seichte Stellen, Badeplätze und Fischeridyllen lassen den Bootsfahrer wie den Maler anlegen. Wasser, gurgelnd und quirlend, aufbrausend, schäumend und endlich in der stillen Glätte eines Spiegels ohne Vibration, ohne ein noch so leises Kräuseln, um die Reflexe eines einfallsreichen Himmels bereichert, ist das eigentliche Thema. Dazu der Sumpf, das »Marais«, in seiner Unzugänglichkeit, die Wiesen am Wasser in der Pracht der verschwenderisch, wie Unkraut sich ausbreitenden wilden Blumen, auch sie gespiegelt. Das könnte als höchste Form gelten, einer »Heimat« mit Bildern zu huldigen, selbst wenn Landschaft hier zum Vorwand wird. Es wiegt da nicht viel, ob der Standort vor einem Motiv bei Giverny oder an einer Seine-Bucht noch beinahe wörtlich nachzuerfahren wäre, ob die Morgen- oder Mittagsstunde dort noch einmal zu erleben ist. Was er in Kunst verwandelt, was also aus einem Bilde als geistiges Erlebnis überspringt, hat sich doch längst von seinem Ausgangsort gelöst. Wie sonst wäre die anhaltende Wirkung von Monets schönsten Bildern auch an fernen Weltenden zu erklären? Und wo er – der manches Bild als mißglückt vernichtet hat – sich nicht ganz verwirklicht, da spürt es der empfindsame Betrachter, auch ohne in die Frühlingswiese hineinzulaufen, in der Monet mit seiner »Vision« gekämpft hat.

Die Küste der Normandie

Ein eigener Zauber webt um die Felsenküste der östlichen Normandie, von Dieppe über die breit sich ins Meer verströmende Seine bis zur Côte Fleurie mit ihren Badeorten Trouville, Deauville und Honfleur, die heute wie vor hundert Jahren sommers von unzähligen Feriengästen besucht werden. Die

Maler seit Isabey, seit Jongkind und Boudin, ja seit Delacroix nehmen auf eine ihrem Malergenie entsprechende Weise an dem Entzücken teil, das hochgelegene Weideland unvermittelt von jäh ins Meer stürzenden Gesteinswänden abgelöst zu sehen, so malerisch, wie nur Wind und Wetter und beharrlich andringende Wogen zur Zeit der hohen Flut verformen, höhlen, auswaschen können. In Jahrtausenden haben sie Brücken und Tore in diese stolze Naturfestung gegraben, bei Fécamp und – am meisten bestaunt wohl – bei Etretat mit seinen stelzenden Felsnasen, der »Porte d'Aval« mit ihrer kecken »Nadel«, dem »Aiguille« genannten Felsstock, wie vorgeschickt ins Meer als Vorposten, der doch ein Rest von Festland ist – ein weltbekanntes Motiv, zusammen mit den Buchten und der steilen Wand bis hin zur nächsten grotesken Bildung, der wiederum vorspringenden »Manneporte«, dem »Weidenkorb-Tor«. *Abb. S. 41*

Dem Maler müssen diese burlesken und zugleich grandiosen »Naturspiele« wie mächtig ruhende, saufende Elefanten und Riesenpferde erschienen sein, bald grünbemützt bis an die Stirn, bald herbstlich blaß, wie mit gelbem Haar, wenn das Gras in der Höhe verdorrt ist. Darunter, bei Ebbe, heller Kieselsand aus beständigem Feuerstein mit bräunlich-schwarzen Muschelbänken und kräftig donnerndem, klatschendem Wogenschlag bei Flut: Naturschauspiel der Gezeiten.

Hier ist Monet zu Hause, im Aufbrausen der Flut wie in der trägen Sommerstille mit spiegelglatter See. Gut zehn Jahre zuvor, 1870, hatte er am Strand von Trouville einzelne Damen großflächig, à la Mode, in den kräftig-schattenden Dunkelheiten ihrer Sonnenschirme und in eigentümlich eindringlicher Häßlichkeit gemalt, so als träte die Langeweile des Wohlanständigen in ihre Gesichter. Das waren »Fingerübungen«. Von dem lichten Duft der Bilder und der Palette Boudins, der das am sommerlichen Strande aufgereihte Pariser Publikum wie in einer anhaltenden Freilichtmatinee auf leichteste und zierlichste Weise festgehalten hat, wußte Monet nichts für sich zu gewinnen. Kraftvolle Sprache der Natur ist seine Sache: die kleine Fischerflotte, vor der Hochflut dicht unter die weißlichen Kreidekalk-Klippen an Land gezogen, winterlich mit schützenden Häuschen, den »Caloges«, überbaut. Heute noch läßt sich dort solch ein dunkler Kasten, ähnlich einer Arche, betrachten – Erinnerungsstück an Monets Bilder[8].

Kälte und Sturm, gepeitschte See, ein paar verlorene Gestalten, mehr um den Größenmaßstab anzudeuten, zusammengerottete Fischerboote unter der an die 60 Meter aufsteigenden Wand, die jede Stunde eine andere Färbung annimmt – das waren Monets Sujets, ehe er sich allein dem

[8] Vgl. Monets Gemälde »Fischerboote am Strande von Etretat«, 1884, Öl auf Leinwand, 74 × 101 cm, Köln, Wallraf-Richartz-Museum

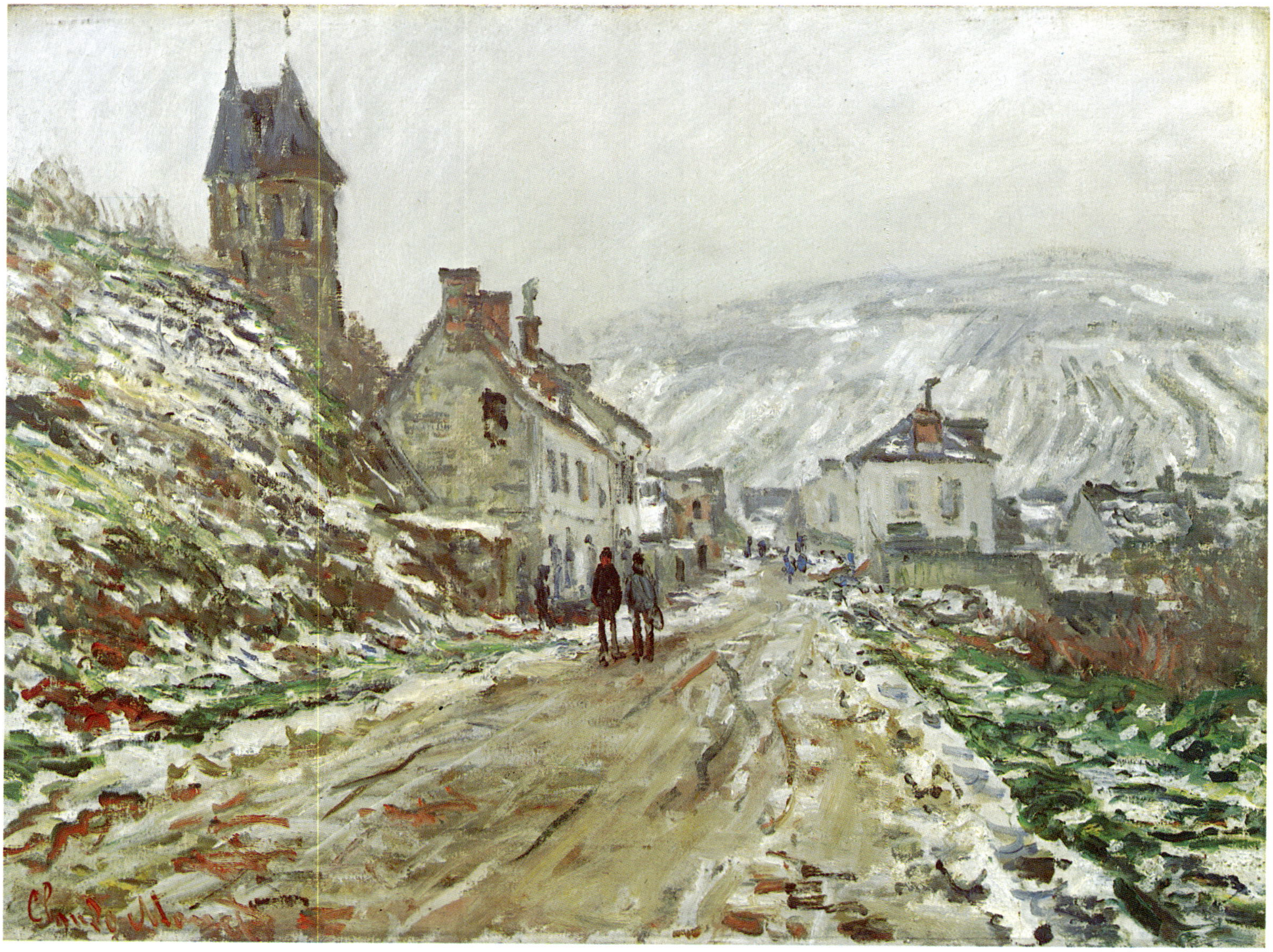

Ortseingang von Vétheuil im Winter. 1879

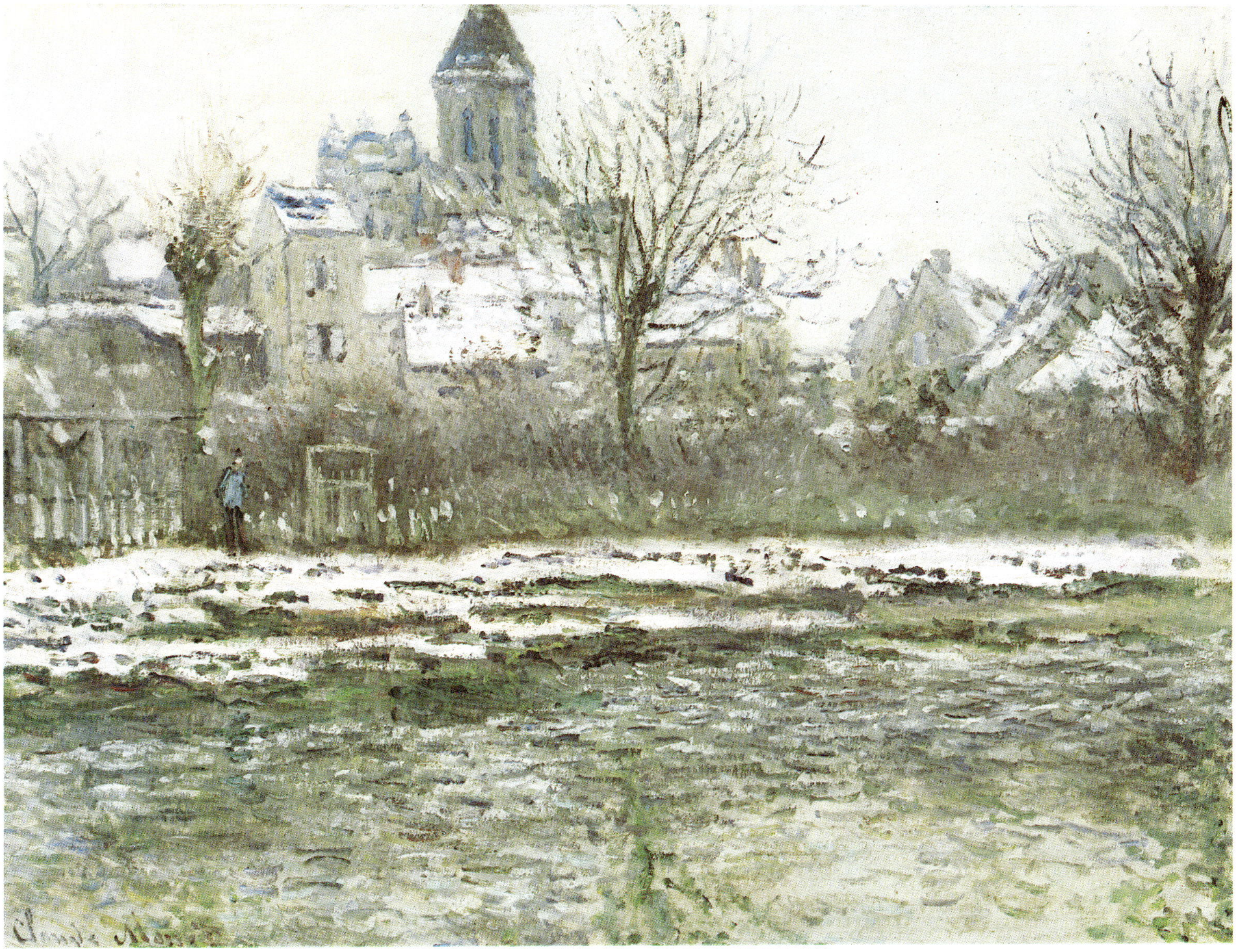

Kirche in Vétheuil. Schnee. 1878/79

Studium des Lichtes verschrieben hat, ehe sich die Menschen aus seinen Leinwänden verlieren und nur das Spiel der Reflexe von besonntem Wasser im licht geöffneten Bogen der »Manneporte«-Klippe ihn ganz gefangen nimmt. Kraftvolle Farbgebung, strenges Markieren der Vordergrundszene waren da oft nötig gewesen, mitunter ein Kolorit wie bei van Gogh. Solche Bildereignisse aus den ruhelosen Jahren, in denen er aus der Enge unglücklicher Wohnquartiere ausbricht, führen in die erste Zeit von Giverny: vom vertrauten, selbstverständlichen Anblick zum dramatisch-gesteigerten, malerischen Motiv also und endlich zum funkelnd durchleuchteten, vom Meer gehöhlten Gesteinsbogen, auf dem kühle und warme Farben, sich ablösend und überdeckend, ineinander verwoben sind. Der Pinsel sucht den deutlich sichtbaren streifigen Gesteinslagerungen – waagerecht wie in einer riesigen zerbröselnden Schichttorte – zu folgen.

Farbtafel S. 40

Der immer unruhige Saum des Meeres, die durchsichtige, in unwirsche Erregung zurückgeworfene Flut unter dem Felsenzapfen, an dem sie, sich überschlagend, zerbricht, wird Gegenstand eines Bildes, das zum »Gelesenwerden« den ruhig gezogenen fernen Horizont braucht, wo Himmel und hohe See sich heiter begegnen.

Für Monet ist die Küste der Normandie nicht Reise-Erlebnis mit Staunen und Verwunderung wie Norwegen oder Venedig. Sie ist sein angestammtes, seit Kindertagen geltendes Leitbild. Das große Wasser mit der überredenden Macht seiner Sujets, mit den summarischen Gesten unter Sonne und Regen hat nur den »Bild-Ertrotzer« vor einer von Steinen beschwerten Staffelei zugelassen, der immer gewärtig sein mußte, die Arbeit unter dem schnell sich verändernden Wetter abzubrechen. Spätere Erkenntnisse von der alleinigen Macht des verwandelnden Lichtes lassen Monet stillere Gefilde aufsuchen, vor Ungebetenen, immer Neugierigen geschützte Regionen.

Vétheuil – Ausbruch aus der Enge

Von Giverny nur um eine einzige S-Schleife stromaufwärts entfernt, liegt, »mit den Füßen in der Seine«, Vétheuil, Schicksalsort Monets[9], heute beinahe ganz um seine dörfliche Schönheit von einst gebracht, so reizvoll sich die benachbarten Felsen noch immer aufstülpen. Der Blick geht über die Flußniederung, auf La Roche-Guyon zu, wo Renoir sich niederließ und zum Malen einrichtete. Und auch hier verlangsamt die mehrarmige Seine

[9] Hier starb am 5. September 1879 Camille Doncieux, Monets Frau

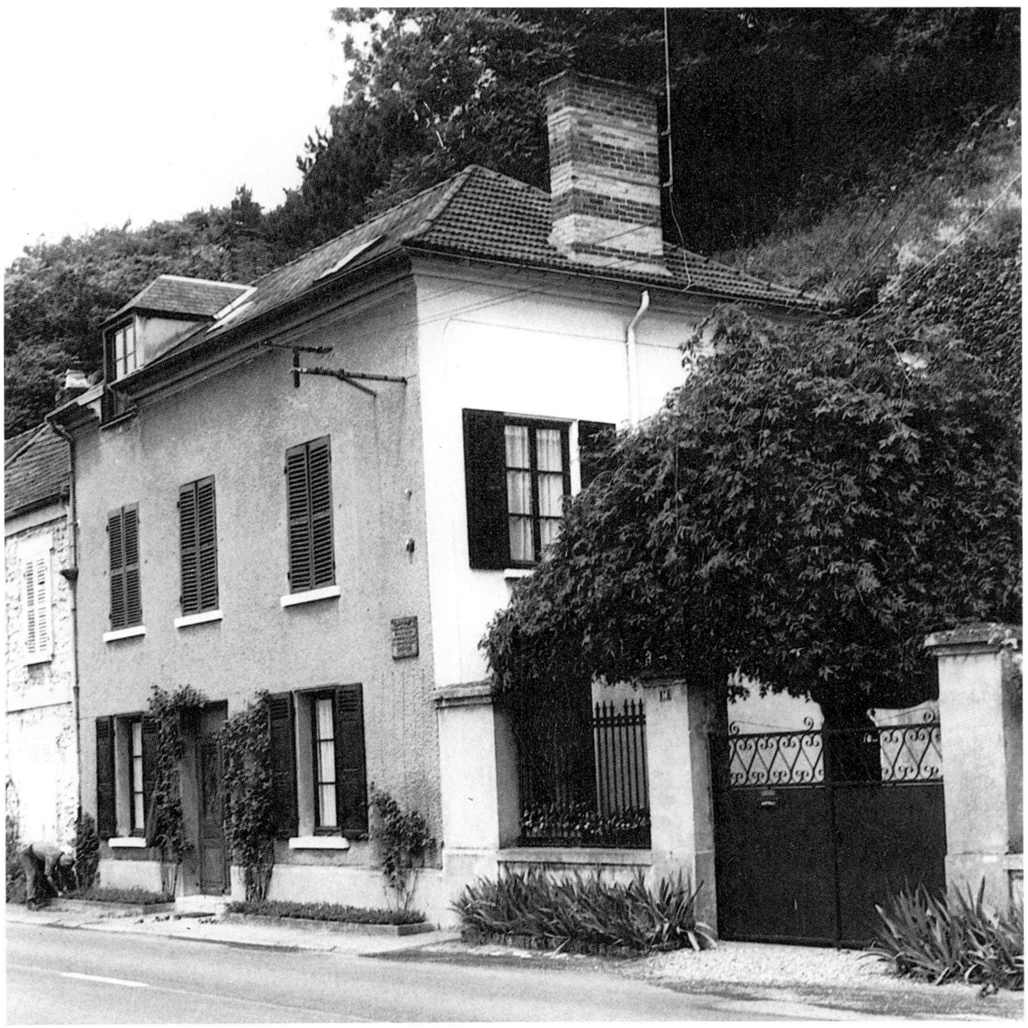

Monets Haus in Vétheuil heute

ihren Lauf. Was sie zu Monets Tagen – vor hundert Jahren – sommers wie winters an malerischen Sensationen für einen Mann, dem Hitze und Kälte nichts anhaben konnten, bereitgehalten hat, ist in köstlichen Bildern überliefert, die die einstige Ateliermalerei endgültig überwinden und deren Malweise zum Stil von Giverny überleitet.

Wie lebensnotwendig war es für ihn, der Bedrängtheit des kleinen Hauses unter dem Felsen (das heute eine Gedenktafel trägt) zu entrinnen: Camille krank nach der Geburt von Michel, die couragierte Alice Hoschedé mit ihren sechs Kindern unter demselben Dach, der Maler immer auf der Suche nach Käufern seiner Bilder. Da bleibt nur die Arbeit im Freien, im kleinen, sich zum Flusse niederlassenden Garten, dem das

Farbtafel S. 53

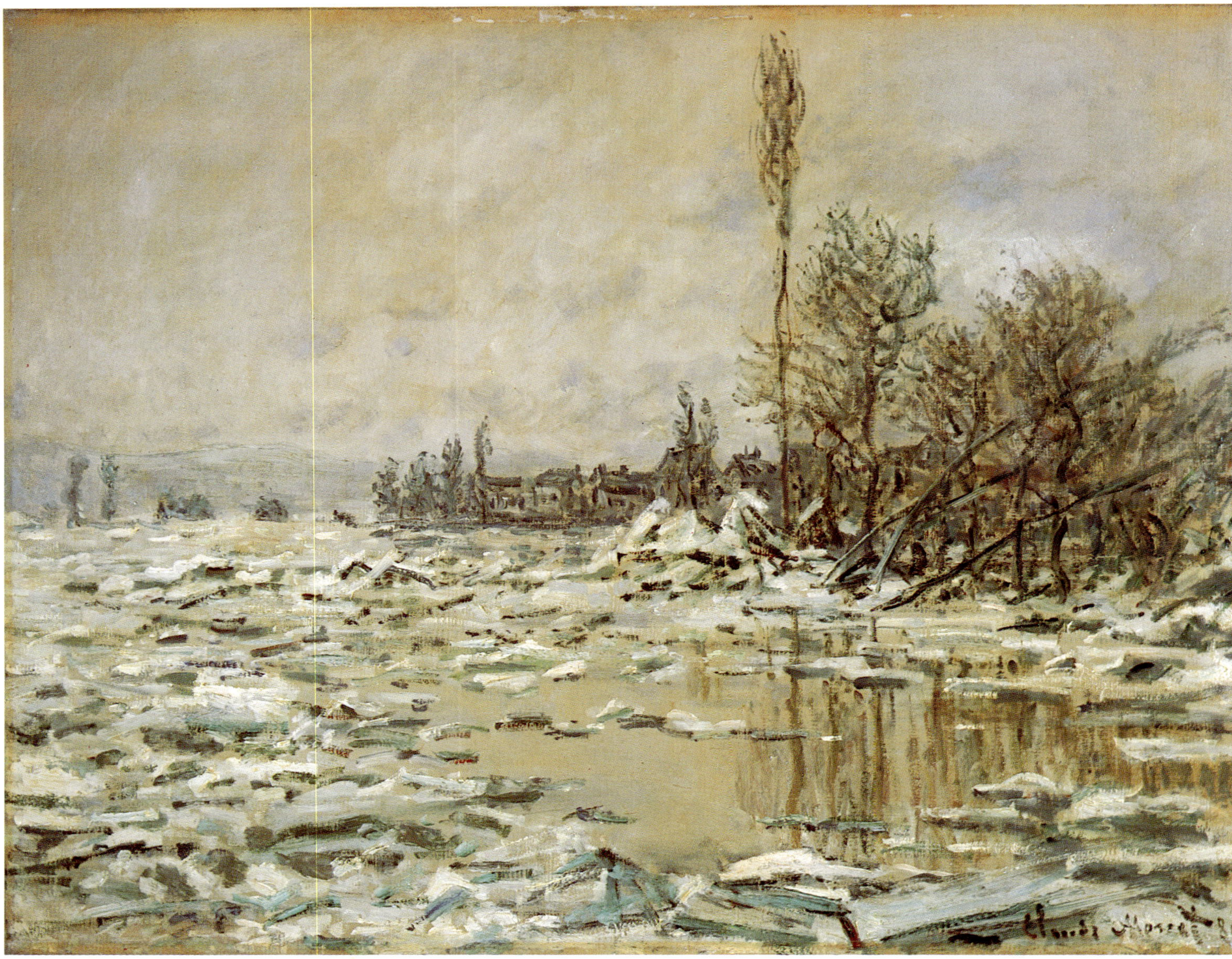

Der Eisstoß. Treibeis bei Vétheuil. 1879/80

»Ich habe die Seine mein ganzes Leben lang gemalt,
zu allen Tages- und Jahreszeiten.
Ich bin ihrer nie müde geworden: für mich
ist sie immer wieder neu.«

Hochwasser zu schaffen macht, und an den Ufern der Seine, in den Wiesen und auch auf dem Wasser, im überdachten Boot.

Farbtafel S. 32

Alle Mißlichkeiten scheinen hier nicht mehr gegenwärtig, betrachtet man die jetzt entstehenden Bilder. Sie zeigen eine Könnerschaft, die manche frühere Gewaltsamkeit und gewisse forcierte malerische Effekte vergessen lassen. Selbst die vielgerühmte Epoche von Argenteuil – unter den Augen Manets – erscheint nun als eine Kunst, die lediglich, wenn auch auf großartige Weise, das Gemeinsame des »Impressionismus« von Pissarro und Sisley, von Renoir und Monet aufgezeigt hatte. Indem Monet aber an weiteren Erfahrungen unbeteiligt bleibt, sich nicht wie Pissarro von den Pointillisten Seurat und Signac beeindrucken läßt, entfernt er sich von dem schönen, wie sonnendurchglühten Bildvortrag der Pariser Zeit. Das Ungebärdige in ihm setzt sich durch. Die Boulevards und das Sommeridyll an der Grenouillère[10] bleiben ihm nicht weiter verlockende Themen, auch nicht der Blick aus dem Pariser Fenster auf »Menschentupfer« und »Kutschenkleckse«.

[10] »La guinguette de la Grenouillère«, eine von Monet und Renoir besuchte und gemalte Gartenwirtschaft auf einer Seine-Insel bei Croissy, nördlich von Paris

Mit den Bildern von Vétheuil wird er zwischen Sumpfgewässern und Eisschollen heimisch. Der »Eisstoß«, das Baum und Strauch umreißende Treibeis auf der eigenmächtigen, unregulierten Seine wird auf den jetzt entstehenden Bildern zum beherrschenden Thema.

Nichts von Bequemlichkeit und wohliger Wärme bei solcher Arbeit unter freiem Himmel und kein »glücklich-winkendes Mahl mit Freunden in schattiger Laube«, wenn er aus den Seine-Wiesen heimkehrt, erschöpft von einer Konzentration bis an die Grenzen, um eine Stimmung im Gegenlicht, die flirrende Hitze über der blühenden Pracht und zwischen den entfernten Bäumen festzuhalten. Und doch kommt mit diesen zarteren Bildern, deren unfehlbare Wirkung sich nicht vom Klatschmohn herleitet, und bei den Winterbildern, die zwischen dem Eisgrün der sich polternd stapelnden Schollen nur noch sanfte Brauntöne des trägen, sich stauenden Flusses durchblicken lassen, ein immer selbstherrlicheres Bildwerden in Gang. Das Sujet verliert viel an Rang, die Malerei gewinnt an Eindringlichkeit.

Farbtafel S. 50/51

Farbtafel S. 60, 61

Die Treibeis-Bilder machen es deutlich. Sie folgen einander in einer Dichte, als hätte Monet Sorge gehabt, eine einzige Stimmung von Wintertrübe oder nur eine Phase des Schollentreibens zu versäumen. Das oft notwendig und absichtlich Skizzenhafte gelangt bei der Fassung in Lissabon zur Bildvollendung, einem Glückstag wohl zu verdanken. Wie Wasser und Eisschollen sich hier bis zum nicht weit entfernten Stau und dem Einbruch in Baumwuchs und Gestrüpp am rechten Ufer – dahinter ein hilflos erstarrtes Dorf – der Eigenwilligkeit von nur krakelnden Pinselstrichen

Farbtafel S. 48

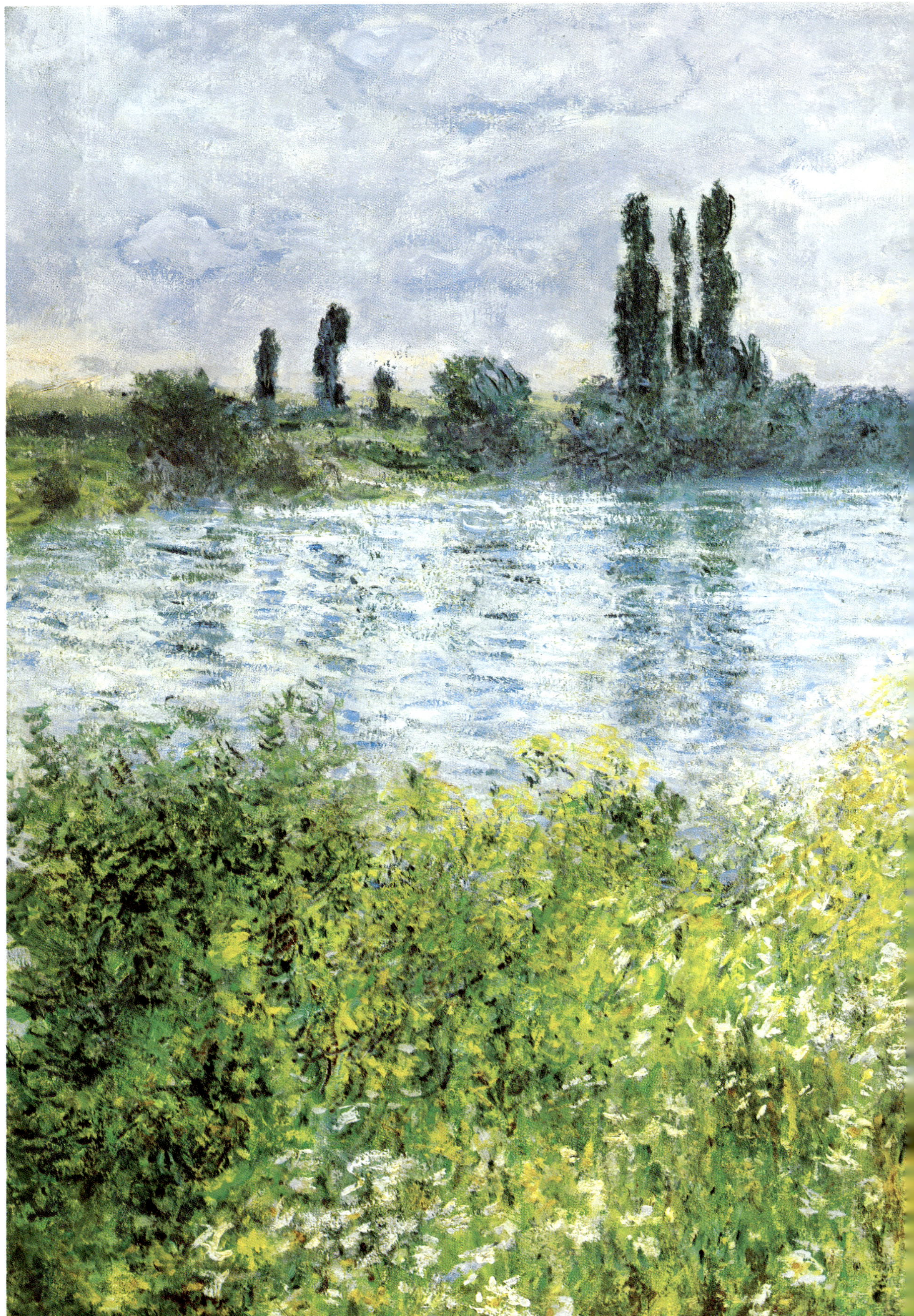

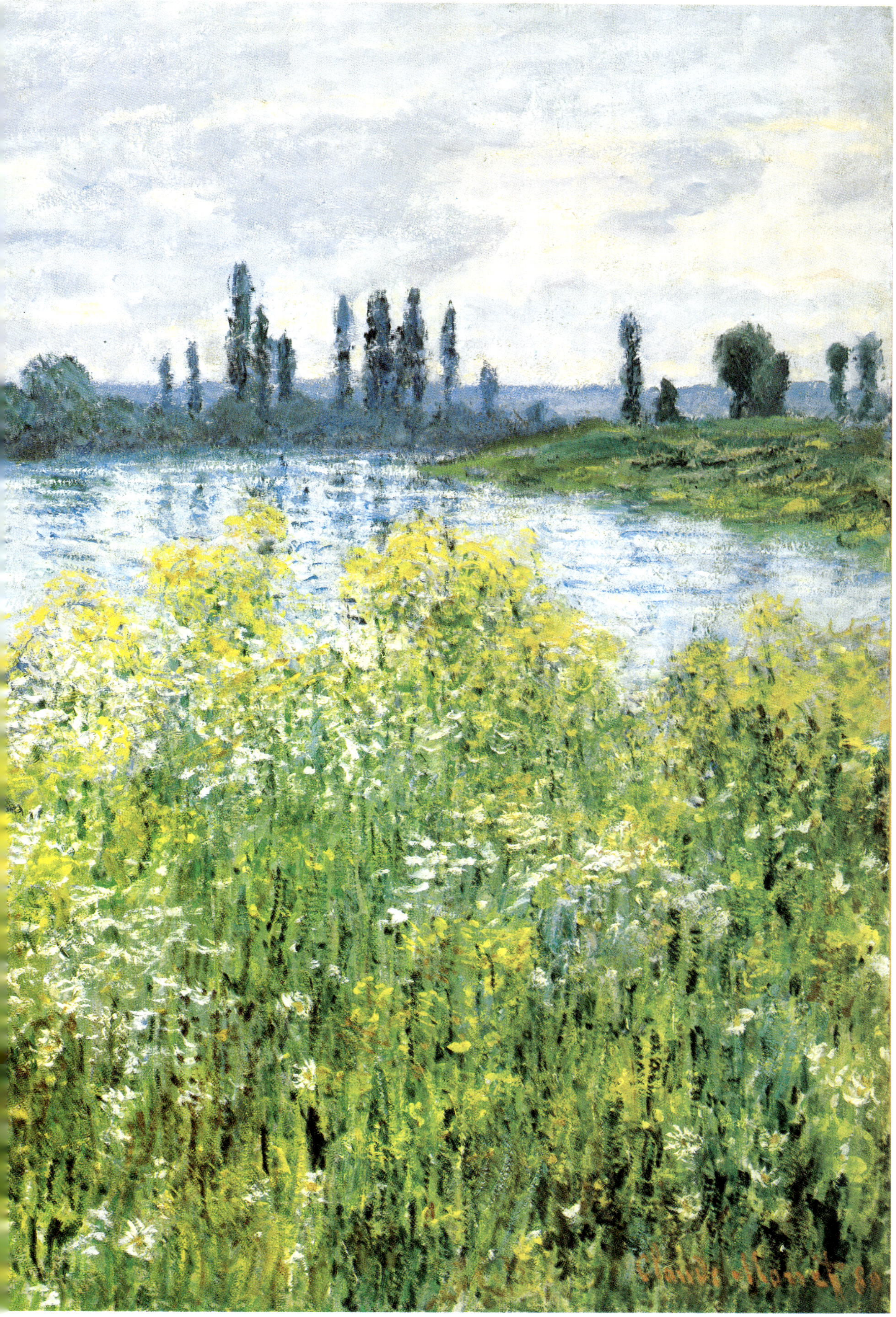

Seine-Ufer bei Vétheuil. 1880

unterwerfen, die das lautlose Treiben, Stocken und Stauchen, das Stoßen und knirschende Reiben, das Sichaufbäumen und Untertauchen, Fläche für Fläche und Stück für Stück, angeben, ist Meisterwerk: Das ist »der Winter« in seiner Herrschaft.

Die Beobachtung läßt nichts aus, weder Rosiges im Himmel noch einen einzigen Baumschatten im scheinbar unbewegten Wasser. Hier scheint auch die Zeit stehenzubleiben, während doch die Flüchtigkeit des Augenblicks Monets Schaffen bestimmt hat. Denkt man an Cézannes großartig »festgemauerte« Bilder, von denen sich »Stimmungen« nicht haben ablesen lassen, so bleibt Monet sich doch auch hier treu, indem er die winterliche Stunde wenigstens im Gewölk andeutet.

Die naßkalten Tage mit wäßrigem Schnee, der den Erdgeruch aus den Gärten und die Dünste aus dörflichen Küchen und Ställen nicht ersticken kann, auch nicht – läßt man der Phantasie einmal freien Lauf – die sanftbetäubende kleine Wolke von Weihrauch, die mit den Kirchgängern aus der geöffneten Doppeltür der hochgelegenen Kirche von Vétheuil in den grauen Himmel hinausweht – diese mehr stumpfen als strengen Wintertage an der Seine haben Monet auf anhaltende Weise beschäftigt und zu Winterbildern inspiriert. Mit ihnen verabschiedet er sich als Maler von dem kühlen Weiß und den kalten Farben überhaupt.

Farbtafel S. 44, 45

In seinem schwimmenden Atelier oder auf einer der vielen kleinen Inseln findet er zu »Impressionen« von still-bezaubernder Dichte. Zu den schönsten und reinsten Lösungen in einer verhaltenen Farbskala gehört die »Kirche in Vétheuil. Schnee« von 1878/79. Über zarte, grau-grüne und ins ein wenig Wärmere spielende Häuserflächen hinter einer ins leicht Violett übergreifenden Hecke und braun-grünen Kopfweiden setzt er tüpfelnd bläuliches Weiß bis zur Kirche hinauf, deren Turmdach an den Bildrand stößt. Farbe hält sich wie hinter einem Schleier von Schneeluft und ist doch überall von einem gestuften Reichtum, der die Erfindungsgabe Monets bewundern läßt. Sein Standort ist gut gewählt; er erlaubt ihm, das Motiv – die hinter der säumenden Hecke aufsteigende Silhouette des Dorfes – in den Winterhimmel hinaufzuschreiben.

Farbtafel S. 45

Unterhalb der Heckengrenze bleibt Gelegenheit genug, ein Ufer mit Schmutz und Schnee in Malerei zu übersetzen und – auf den Betrachter zu – dem Wasser der Seine in einer neuen Technik kurzer, immer wieder absetzender paralleler Striche, freilich ohne formale Strenge, gerecht zu werden. Unwirsch und grau-blau spiegelt es zittrig nur die drei Bäume in der Hecke. In das unbefestigte Ufer fährt der Pinsel mit »springenden« Dunkelheiten hinein, um kräftig das Feste anzumerken; und mit weißli-

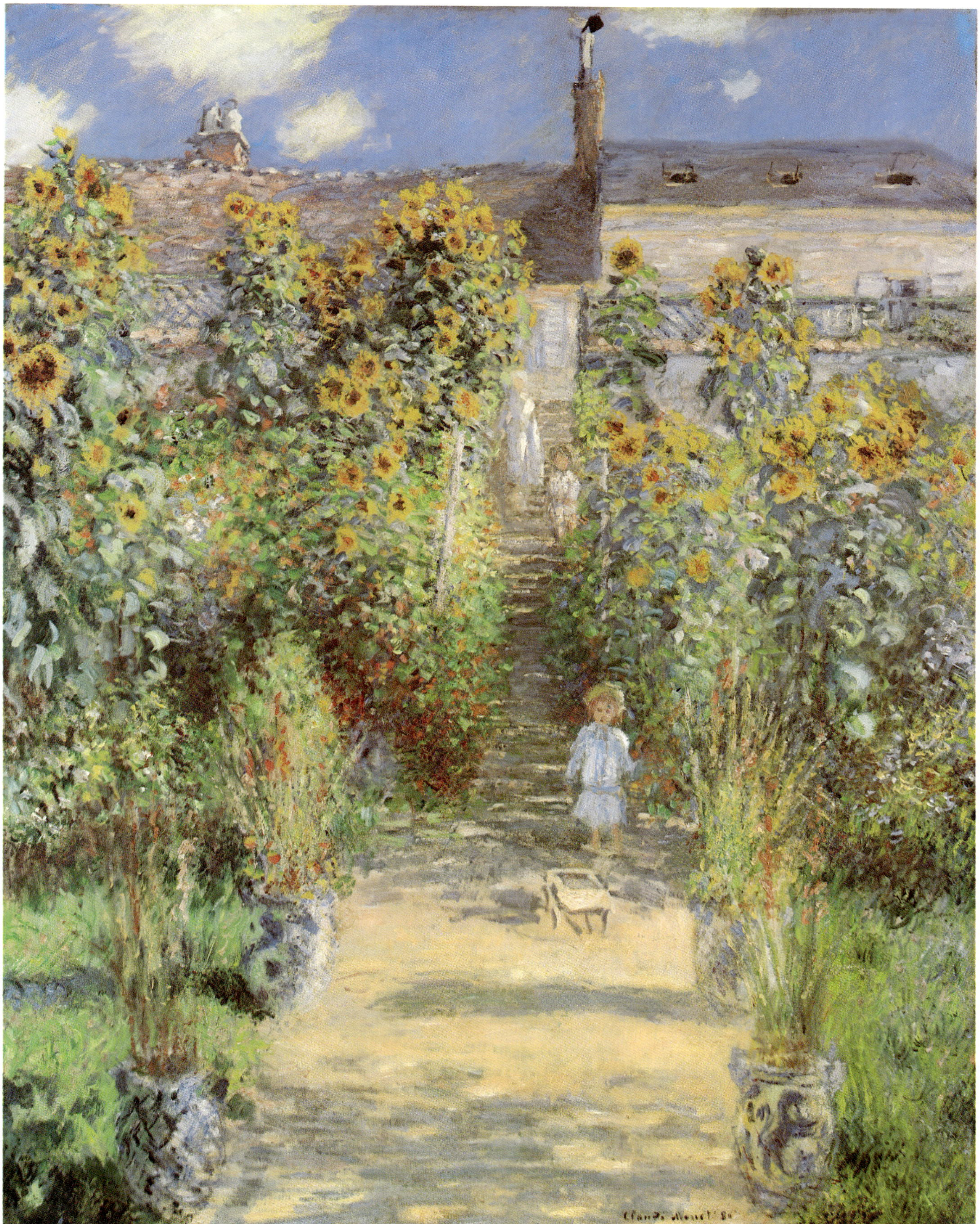

Monets Garten in Vétheuil. 1881

chen kleinen Wischern huscht er übers Wasser, um den Dorfschatten leicht zu halten: Winterlicht hat keine Kraft.

Wer den vorangegangenen Bildern von Argenteuil den Vorzug vor solch einem eher intimen Werk geben möchte, müßte immerhin eingestehen, daß Monets Zwiesprache mit dem Motiv gerade in den Winterbildern von Vétheuil die Läuterung vom Jähen und Überredenden zum Leisen, vom Dinglichen zum Atmosphärischen bedeutet. Den Garten von Giverny hat er nie im Schnee gemalt; denn Schwarz und Grau verschwinden dort ganz aus seiner Palette.

Das nun allein beherrschende Thema steigt herauf: Wie er schon in den Studien vom Treibeis auf der Seine unter bleiernem Himmel erfährt, gleicht keine Stunde der anderen. Der kalte Dunst über dem Wasser, vom Strahl der Sonne getroffen, wölkt auf und zerstiebt, die Szene wechselt, ohne daß auch nur ein einziger schwimmender Ast seine Lage verändert hätte.

Licht verwandelt, pointiert, modelliert – und trügt auch.

Vernon

Farbtafel S. 55

Die Ansicht von Vernon, an einem schönen Sommertag, von der Seine aus im heiteren Licht gemalt, enthält – kaum daß Monet »sein« Giverny gefunden hat – mehr von der Freude an einem bedeutenden Motiv, das sich, ähnlich wie Vétheuil, vor ihm »aufbaut«.

Über das köstlich spiegelnde Wasser, dessen zittrig unterbrochene Reflexe im Vorüberströmen mit kleinen Pinselstrichen markiert werden, geht der Blick auf den Uferpfad und die halb niedergelegte Stadtmauer, über der sich beherrschend eine historische Berühmtheit, die Kirche Notre-Dame, erhebt. Vom gerade abschließenden Ostchor, eigentlich einem romanischen Turmstumpf, über das besonnte schmale Hochschiff und das steile Dach bis hin zu einem der zierlichen Westtürme ist alles unverwechselbar angegeben, ohne Bruch im malerischen Vortrag: mühelose Bewältigung einer Fülle von architektonischen Einzelformen eines Bauwerks, an dem vier Jahrhunderte gebaut wurde. Dahinter der Rathausturm, weitere Bauten eines einst mächtigen Platzes, Grenzfeste mit »Brückenkopf« in Gestalt eines Kastells aus feinbehauenen Quadern zwischen der einstmals englischen Normandie und Frankreich.

Monet rahmt die Architekturen des Mittelalters rechts bis zu der anmutigen Häusergruppe aus neuerer Zeit mit dem kräftigen Grün eines

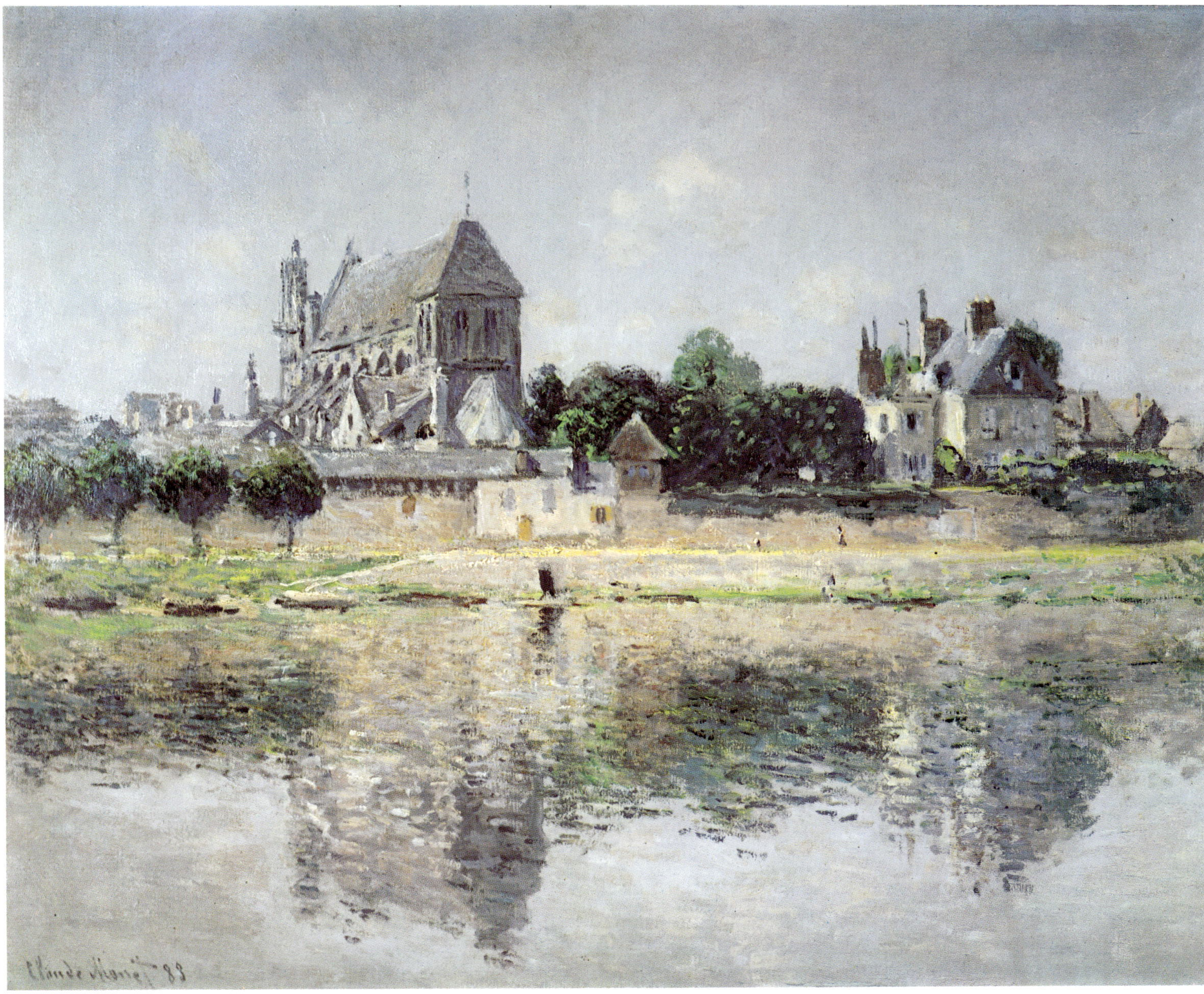

Kirche von Vernon. 1883

kleinen Parkbezirkes und zur Linken mit kugeligen Bäumen am Ufer. Ein Wohllaut ohne Abschwächung durchzieht das Bild von einem Winkel zum anderen und vom weißbewölkten Himmel bis zum Wasserspiegel, in dem sich die festen Formen auflösen. Längst hat die kleine Stadt das Bild verändert, die Ufer abweisend befestigt, Steinmetzkunst sucht sich hinter Efeu zu verbergen.

Monet hat im Sommer 1883 also noch das »lohnende« Motiv vor Augen gehabt: die ragende Kirche und ihre »Antwort« in einem hellbesonnten profanen Gebäude, durch Baumwerk auf Distanz gehalten – die »ungestellte« Landschaft, ein Städtebild vor dem Eingriff des industriellen Zeitalters mit seinen Schornsteinen und Eisenbrücken. Noch herrscht das ländliche Idyll mit seinem geretteten Fundus an Geschichte in Stein. Der Maler überliefert zugleich Vergangenes, indem er seinem Augen-Entzükken unter dem schattenden Dach des Atelier-Bootes folgt.

Es gibt also in dieser Anfangsphase der Jahre von Giverny »Zwischenstufen« zwischen dem überredenden Motiv und dessen Rückzug hinter die Idee des Malers.

Bildreihen in wechselnder Helle

Viele Male ist geschildert worden, wie Monet in den Tagen und Jahren von Giverny – in die ja auch seine juwelenhaften Bilder von der Westfassade der Kathedrale in Rouen gehören, von einem Fenster aus gemalt – die Landschaft angeht, die seinen Garten umgibt, nicht um einer topographischen Treue willen, sondern um die Phänomene des Lichtes über den Dingen zu erforschen. Daß dabei Bauwerke von höchstem Detailreichtum, Heuhaufen von schöner Rundung, Pappeln von schlankem Wuchs ihre architektonische wie vegetative Eigenheit verlieren und in einer unveränderlichen Dichte aufgeben, war Vorbedingung für das Werk, das Monet jetzt – in anhaltender Arbeit bis zur physischen Erschöpfung – erstellt, bis ins Greisenalter, in fast nur noch tastendem Sehen, verfolgt und mit dem »Nymphaeum« beschließt, das als eine der Malertaten seiner Epoche gilt.

Obwohl er anfänglich glaubte, mit zwei Bildern desselben Heuhaufens, von derselben Stelle aus, aber zu verschiedener Tageszeit gemalt, ausreichend deutlich machen zu können, wie entscheidend sich bei unterschiedlichem Licht ein Motiv verändert, muß er schon bald das Ungenügen solchen vergröbernd abkürzenden Vorgehens erkennen. Er erfährt, daß die logische Folge impressionistischer Theorien – und über sie war in Paris heiß diskutiert worden – nur die sein könne, jedes einzelne Objekt in der eigentlich unbegrenzten Zahl seiner Erscheinungsformen zu erfassen, wenn nun einmal die Lichtqualität jeder einzelnen halben Stunde des hellen Tages alle Wahrnehmungen bestimmt. Erst diese Erkenntnis setzt seine Farbphantasie frei und gibt ihm das Recht, sich allein auf seine Augenempfindlichkeit zu verlassen, die zum historischen Ereignis werden wird, wo sie anfänglich nur den »Verlust an Motiv« zu bedeuten schien.

Sucht man nach geistiger Nachbarschaft für diese Denkweise – das Ausschöpfen eines Themas durch Variationen –, der wir Bilder verdanken, wie sie in solcher, die Theorien überrennenden Fülle nie wieder entstanden sind, so ist an die »Maternités« genannten, wie gehauchten Grisaillen von Eugène Carrière[11] zu denken. Sie entstanden zur gleichen Zeit, im gleichen Jahrzehnt.

[11] Der französische Maler Eugène Carrière (1849 Gournay bis 1906 Paris) malte ab 1879 eine Folge von farbarmen Bildern, mit immer dem gleichen Thema »Maternité« (Mütterlichkeit)

Ehe wir Monet folgen, wie er seine Einsichten in die andere Wirklichkeit des Bildes in Bilder von Heuhaufen und Pappelreihen, von der Morgenstimmung an der Seine umsetzt, ist noch einmal kurz ins bäuerliche Giverny zurückzukehren, zur Stunde nach dem Einzug aller Monets und Hoschedés ins »Pressoir«.

Die Bauern, feiner: die »Cultivants«, begnügen sich nicht mit der Verwunderung über das Treiben des Malers und der Seinen. Da ein »Trampelpfad« durch die Wiesen entsteht, auf dem Monet in der Frühe zum Malen an der Epte oder an die entferntere Seine vordringt, begleitet von der immer treu das Malgerät nachschleppenden Blanche, läßt sich Bauernschläue einen »Wiesenzoll« einfallen. Monet entrichtet ihn. Und als er sich – wie gewohnt – zu »seinen« hochgetürmten Heuhaufen begibt, will man sie gerade abtragen, durchaus in Schadenfreude. Monet kauft sie für eine »Gnadenfrist« frei. Als er sich wieder – wie so manchen Tag zuvor – »seinen« Pappeln an der Epte nähert, bemerkt er, daß sie unten am Stamm mit einem Beil zum Fällen gekennzeichnet sind. Wieder greift er in die Tasche, um sein Motiv zu retten. Als er eines Morgens an die Seine kommt, wo sein Atelier-Boot und die »Norvégienne« – ein leichtes, nicht kenterndes Boot – an einer Uferweide festgemacht waren, findet er das Tau gekappt. Die Kähne sind abgetrieben; vor der Schleuse von »Port Mort«, ein gutes Stück stromabwärts, findet man sie wieder (es waren gemächliche Zeiten). Monet verschließt seinen Groll allemal bei sich und erwirbt die kleine Seine-Insel »Ile aux Orties«, um seinen Frieden zu haben. Zwar gewinnt er alle diese kleinen »Schlachten« gegen den bäuerlichen Widerwillen, gegen soviel Abwehr aus Unverstand, aber es fordert ihm auch Selbstbeherrschung ab, hier Herr zu bleiben. Und bis zu der Stunde, wo er sich mit dem Kutschwagen bis zum Motiv bringen läßt, ist es noch lange hin.

Das Werk, das jetzt entsteht, verrät von solchen Störungen und Schikanen nichts. Bilder über Bilder in rascher Folge finden mit der Zeit Bewunderer und Käufer und begründen einen Ruhm, der von nun an nicht mehr verblaßt. Jedes einzelne Motiv stellt sich in einer »Reihe« dar; Monets Standorte wechseln seltener als das alles bestimmende Licht.

Bei den »Motifs matinaux«, den Morgenstudien an einem stillen Seine-Arm, wird ihm die Sensation des verändernden Lichtes so eindringlich, daß er immer genau denselben Malplatz vor den über das Wasser greifenden Bäumen und ihrem Spiegelbild wählt. Was er mit diesem Motiv gewonnen hat, gehört zum Schönsten in seinem ganzen Werk. Welche seelisch

Farbtafel S. 74, 75

tiefgreifende Wirkung solche Bilder – unterdrückter Jubel über ein vollkommenes Gelingen – ausgelöst haben mögen, läßt sich noch heute ermessen. Zeitgenössische Resonanz hat sich in überschäumende Begeisterung wie in kühles Unverständnis geteilt, als man die ersten Bildfolgen in einer Ausstellung zeigt. Das Pariser Publikum des Salon blieb bei seiner Vorliebe für die »Erzählung«, Kritiker – allen voran Gustave Geffroy[12] – neigten sich hingegen ganz dem Maler zu, der sich den »Maître« verbat, aber das schwärmerische Ausgreifen der Interpreten bis ins »Universum« nicht hindern konnte.

[12] Gustave Geffroy (1855–1926), Kunstkritiker und Schriftsteller, Freund und Biograph Monets: Claude Monet, Sa vie, son temps, son œuvre, Paris 1922

Die Sachlichkeit, mit der Monet seine Arbeit schweigend leistet, Tag für Tag, wenn das Wetter es zuläßt, gehört zu seinem normannischen Wesen. So wird er auch Herr über seine Bilder, diese vielen Kinder eines großen Koloristen, der mit immer neuen Farben seine Themen umkreist. Da ihm die Form kein Problem ist, kann er das Wie vor das Was stellen. Aber das heißt bei einem Zweifler und mit sich Rechtenden nicht, daß er siegessicher wird. Um Wirkungen kann nicht bekümmert sein, wer seine Motiv-Entscheidungen in Einsamkeit trifft. Freundeszuspruch und Ermunterung, wie in jungen Jahren, liegen weit hinter ihm, wie hinter den Kameraden von einst.

Wenn von Monet gesagt worden ist, daß er zu den ersten gehört habe, die eine Landschaft »ungestellt« malten, sie also nicht durch Weglassen, Verschieben einzelner Elemente zur heroischen Ansicht gesteigert oder zur Idylle gemildert habe, so gilt das nur bis an die Schwelle, die er mit den Bildfolgen vom gleichen Sujet überschreitet. Wer über Motivsuche nachdenkt, sieht sich immer wieder der staunenswerten Entschlossenheit Monets gegenüber, die Bilderzählung vollends aufzugeben. Betrachtet man seine »Kirche in Vétheuil«, das Bild eines milden Wintertages – angedeutet durch den Mann im blauen Bauernkittel vor der Hecke –, so spürt man nur hier noch die leise Verführung, mit den Augen in der Schicksalsträchtigkeit eines Dorfes kleine Entdeckungen zu machen.

Farbtafel S. 45

Das Mohnblumenfeld

Zwei Jahre nach dem Sommerbild von Vernon stellt Monet die Leinwand vor einem Mohnfeld in einer Mulde der nach Norden ansteigenden Fluren von Giverny auf. Die von Gebüsch gesäumte, hier und dort mit Buschwerk besetzte flache »Naturwanne« füllt sich mit kühlen und warmen Farben:

Farbtafel S. 61

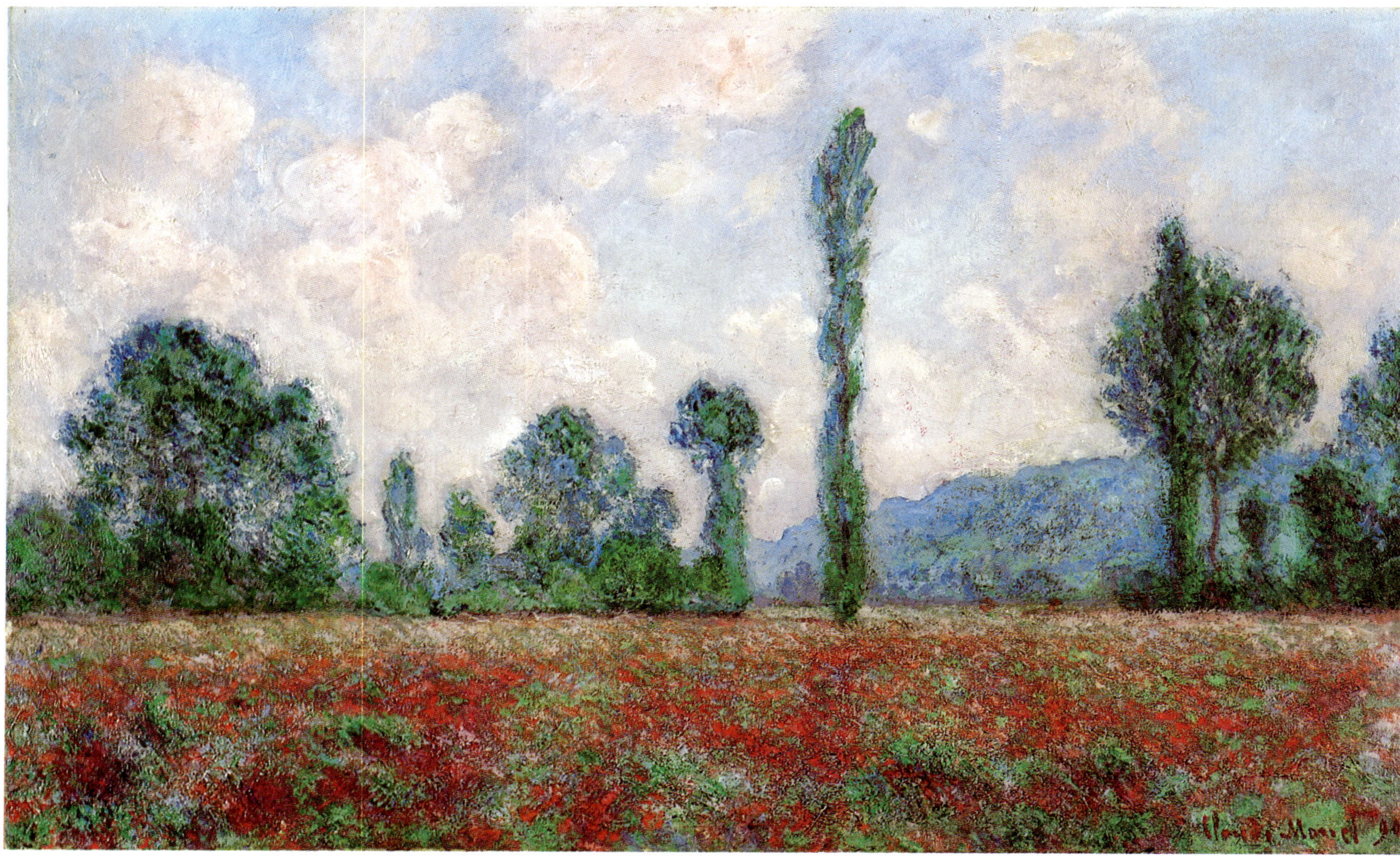

Mohnblumenfeld. 1890

»Ich habe nur die Erscheinung der Dinge gesehen,
wie sie das Universum mir bot,
um mit dem Pinsel Zeugnis davon abzulegen.
Sicher, das ist etwas.«

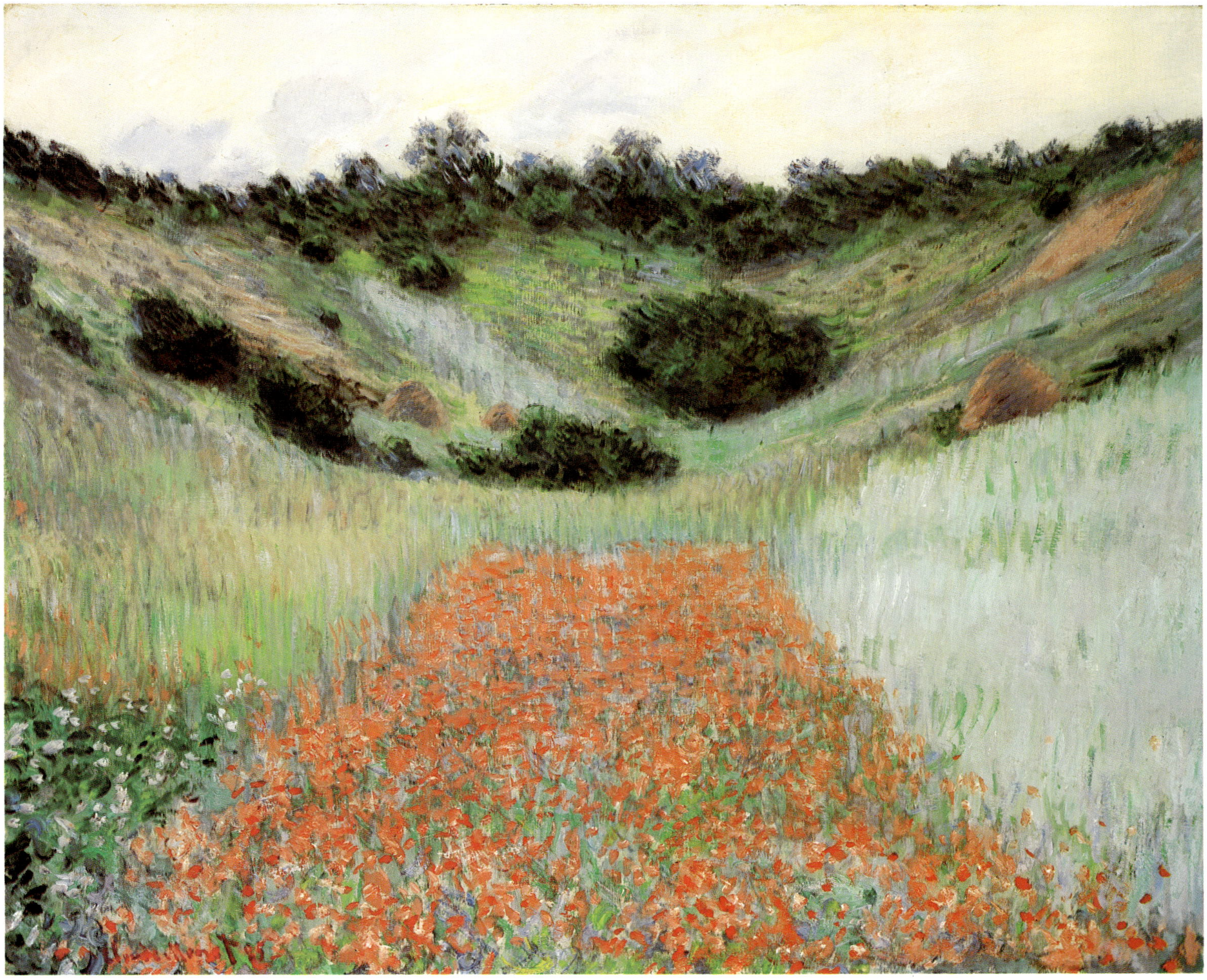

Mohnblumenfeld in einem Tal bei Giverny. 1885

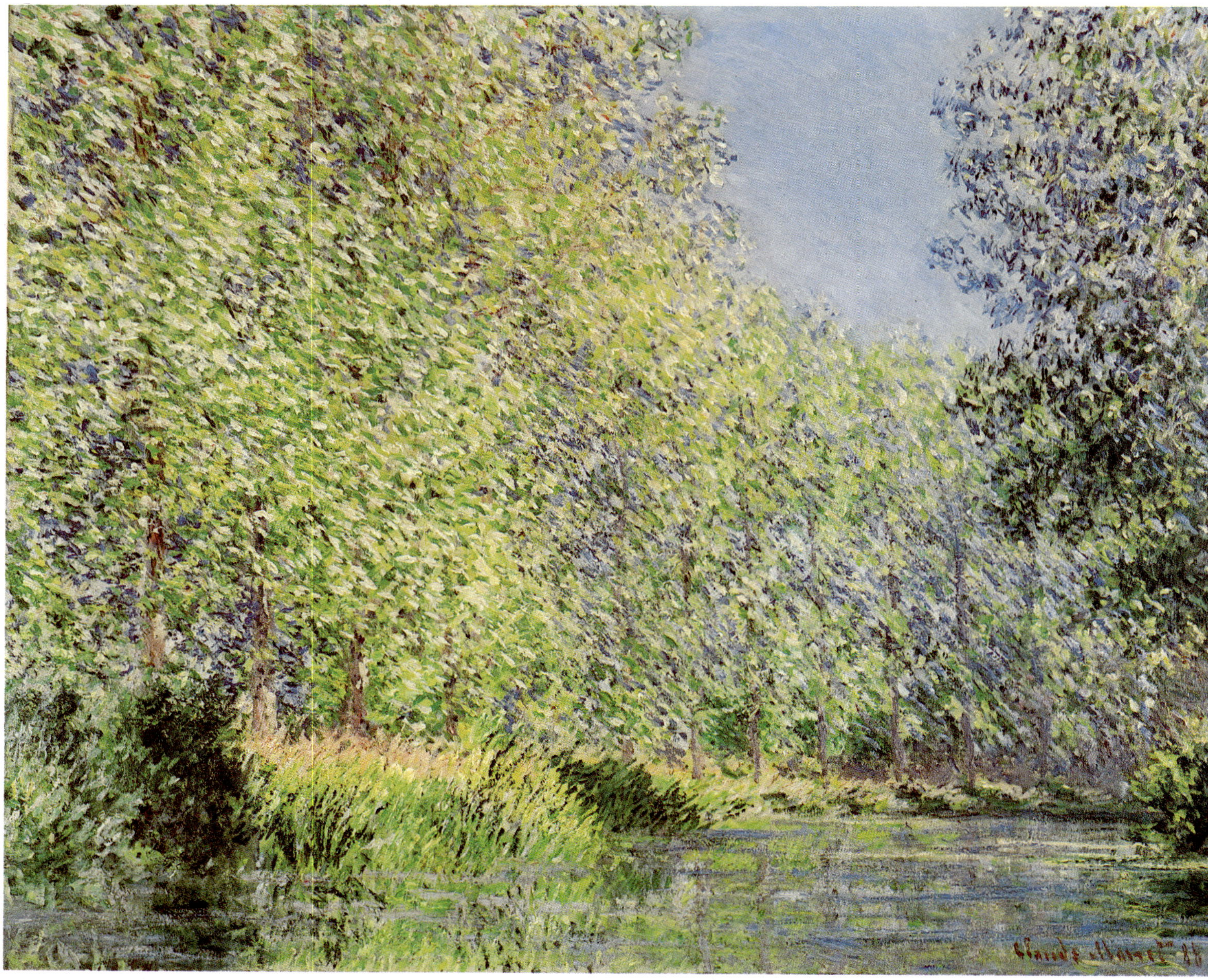

Eine Biegung der Epte bei Giverny. 1888

junges Korn und voll erblühter Mohn, seitlich blaß Blühendes. Wie Monet hier die rotgetüpfelte Fläche in die Tiefe gehen läßt, wie die lichten Regionen von links und rechts herantreten und von den durch die Mulde schwingenden Farbstreifen begrenzt werden, um sich am nahen, hohen Horizont von dem energischen Saum eines dichtgewirkten Buschwerks einfangen zu lassen, darüber ein schmaler Streifen gelblich durchsonnten Himmels – das ist nun doch eine gefällige Lektion in Perspektive.

Das Licht, solange es in dieser Mulde Macht hat, ruht gleichmäßig auf den schrägen Ebenen. Nur Gewitterstimmung könnte hier einen Szenenwechsel bewirken, den Monet jedoch nicht im Sinn hatte. Der Sturm an der normannischen Küste und der noch heftigere am Atlantik haben ihn herausgefordert, nicht aber Pappeln und Büsche im Sommerwind. Baumgestalt und Baumwesen sind nicht gemeint, sondern Licht und Schatten zwischen den Blättern, blaue Luft, flirrende Hitze, Auflösung der Form, in kurze Pinselstriche übersetzt, die im Stakkato über die Fläche der Leinwand huschen, ohne einen einzigen Augenblick der Ökonomie ihres Schöpfers zu entgleiten oder aus dem Kanon zu fallen: Kühnheiten, die der Augenblick eingibt und doch von hoher Sensibilität. Nur so konnten die Bilder, die nun in einer Art von Reihung entstehen, ihren Eigenwert gewinnen und den Maler anhaltend faszinieren. Sie bereiten mit ihrer noch halben Wildheit und Zufälligkeit draußen im ungewissen Revier der Wiesen an der Epte und an der Seine das ungestörte Schaffen an den Seerosen-Bildern vor: Die »Pudelmützen« der Heuhaufen und die an den Himmel stoßenden Stämme der Pappeln werden dann von ruhenden Inseln in stillem Wasser abgelöst, die auf ihrem ernsten Grün Blüten tragen, welche zugleich das Unerreichbare meinen[13].

[13] »Unerreichbar« hier symbolisch gemeint, etwa wie in Theodor Storms Novelle »Immensee« (1850) am Ende des Kapitels »Meine Mutter hat's gewollt«: Reinhard, vom nächtlichen Schwimmen im See zurückkehrend: »Ich wollte die Wasserlilie besuchen; es ist aber nichts daraus geworden ...«

Pappeln

Den Pappeln, die hart am Ufer den schmalen gewundenen Lauf der Epte, die durchaus nicht mit dem Boot zu befahren war, begleiten und sich mit ihren Kronen über ausgeästeten geraden Stämmen durch den Himmel schwingen, wendet sich Monet im Jahre 1890 zu. Während sein Garten gedeiht, ist er hier mit einem bizarren Motiv befaßt, das anderen – in solcher Dürrheit – hätte zum Verhängnis werden können: drei, vier kaum von Blattwerk umtanzte, aus dem Wiesengras über schmalem Wasserspiegel an den oberen Bildrand stoßende, in sich wenig bewegte Stamm-

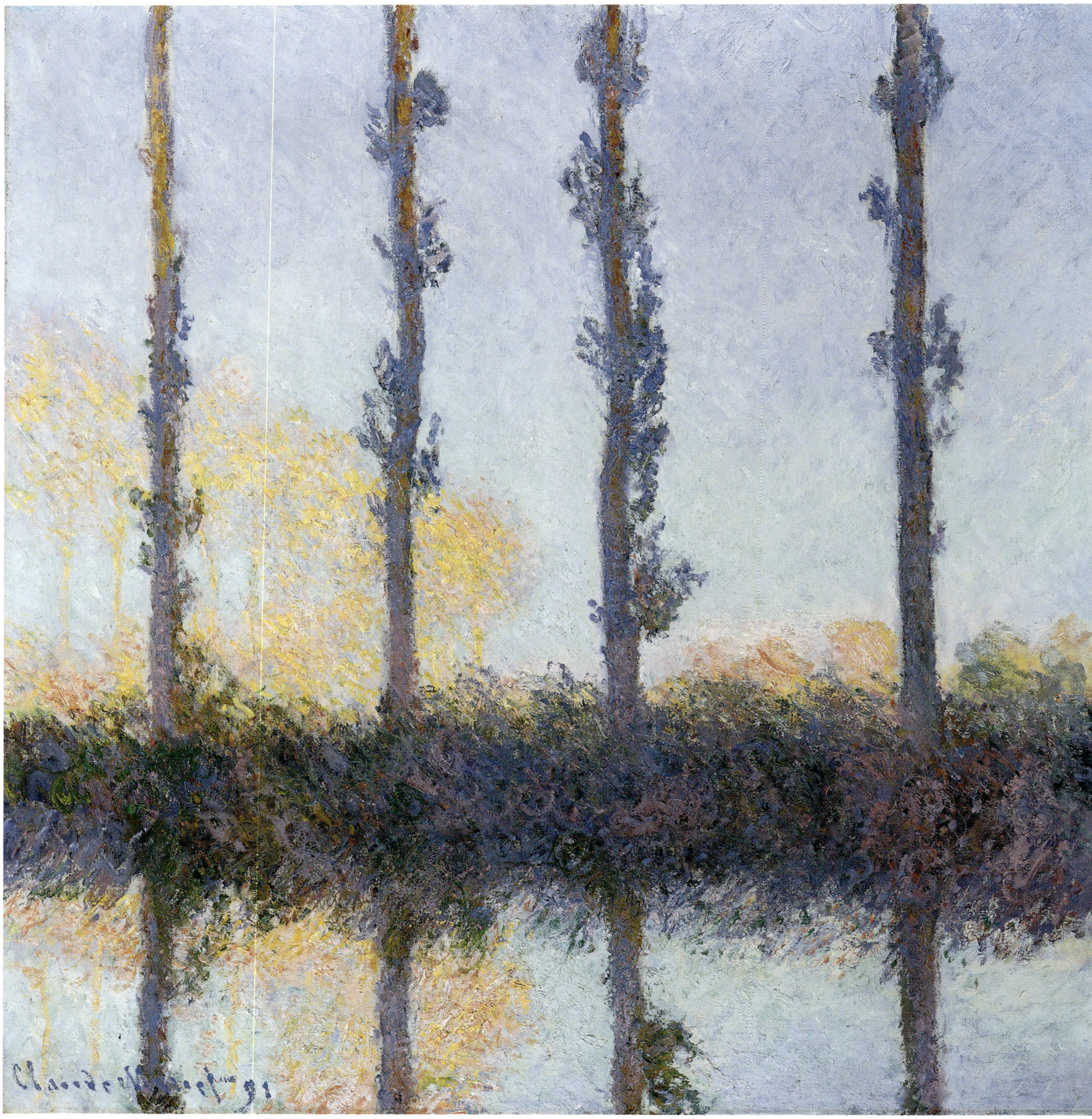

Pappeln. 1891

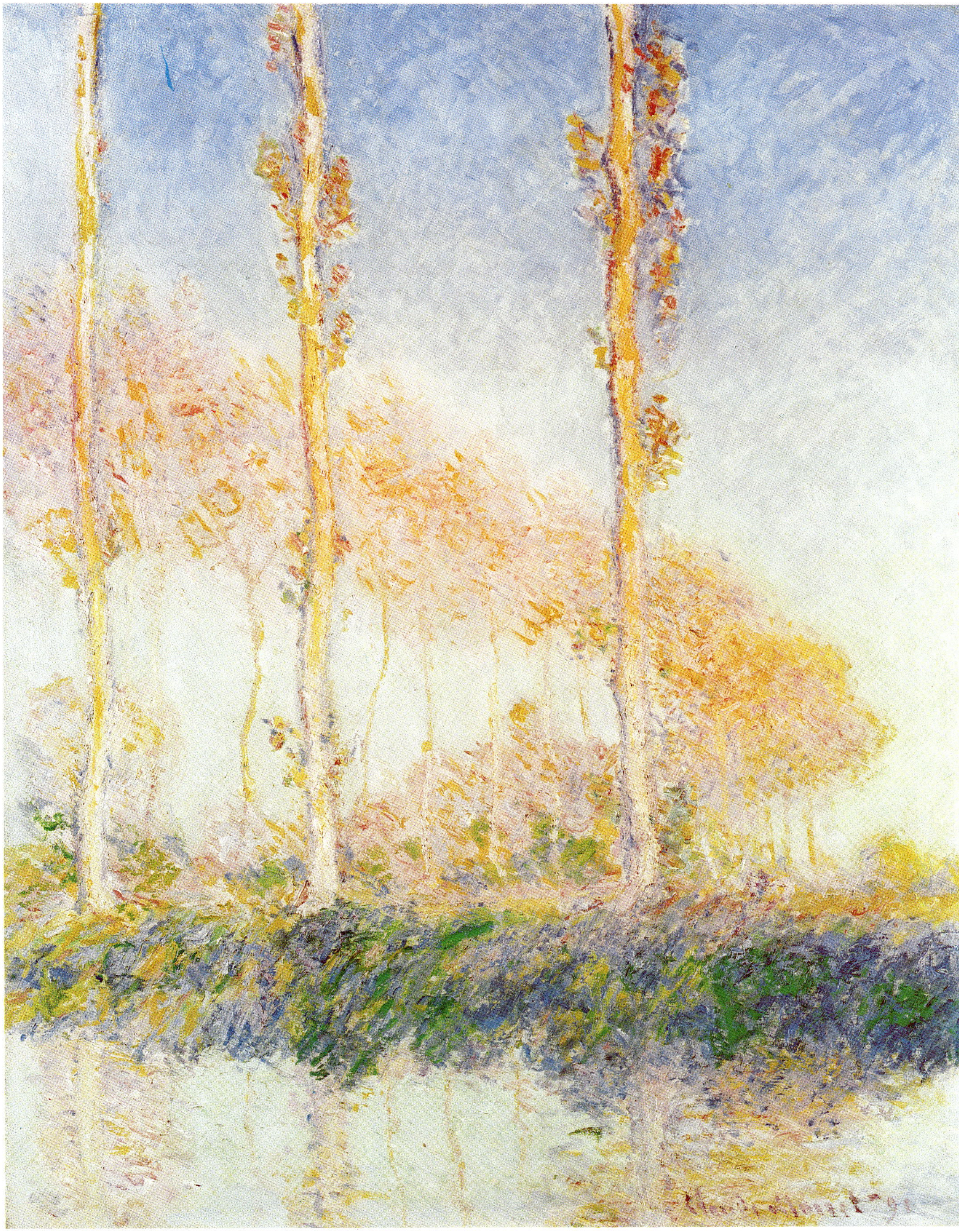

Pappeln. 1891

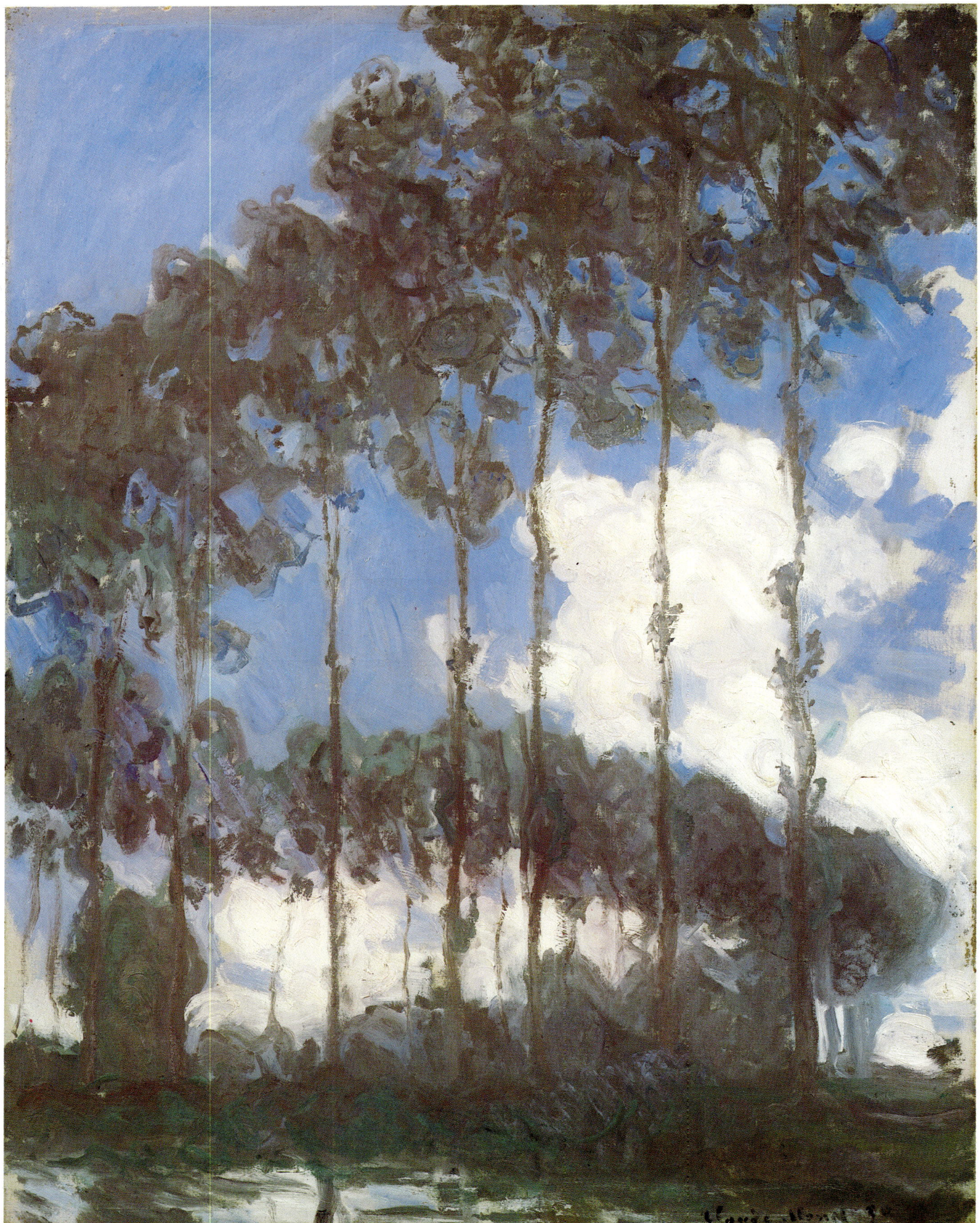

Pappeln an der Epte. 1890

Säulen, bald blau-dunkel, bald flammend-hell, vor tiefer Himmelsbläue, durch die sich entferntere Baumkronen in feinem Bogenzug in die Bildtiefe verlieren.

Farbtafel S. 64–66

Hier, an diesen schmal aufstrebenden, lanzenartigen Schäften mit ihren wie angeklebten Blattwedeln wird das Generalthema angeschlagen: formendes Sonnenlicht. Vom flirrenden, weißlichen Gelb bis zur entschiedenen Blau-Silhouette reicht die Farbgestalt. Das Ufer wird im Spiegel der Epte üppig verdoppelt, ebenso der Himmel, und auch die großen, bestimmenden Baum-Senkrechten kehren bewegter noch einmal wieder. Aber den eigentümlichen Zauber aller dieser Bilder macht das Fehlen jeder Schwärze aus; tiefes Violett und Blau sind schon Dunkelheit.

Diese »Erfindung« der Impressionisten hat Monet bis zu seinen letzten Tagen verwendet, auch weil sie in der Malerei über die Stumpfheit des Irdischen, über das Erdige und Leblose erhebt. (Selbst in den »kühlen« Bildfassungen von der Westfassade der Kathedrale von Rouen füllt sich die große Schattenzone des vertieften Radfensters über dem Hauptportal mit einem machtvollen Blau.) Diese Bilder haben ein im Sehen gewandeltes Publikum bald entzückt. Ihre Aufnahme in Kunstsammlungen, in denen sie bis heute unvermindert über den Wandel der Zeiten hinweg ihren geistigen Rang haben, zeugt von der Tragfähigkeit der Entscheidung Monets, den »Landschaftsmaler« dem Systematiker zu opfern. Mit der Hinwendung zum vereinzelten Motiv – das sich seiner scheinbaren Willkür unterwirft – macht er das Viele und Verschiedenartige in einem einzigen Bilde entbehrlich.

Heuhaufen

Von den Heuhaufen in Sommer und Winter, in warmem und kaltem »Brand« gibt es eine große Zahl von Bildern.[14] Bald rückt Monet an sie heran, so daß der Bildrand ihre Form anschneidet, bald faßt er sie entfernt, in die Tiefe der Wiese gestaffelt, vor einer Baum- oder fernen Landschaftskulisse – als hockende »Individuen« in immer neuen Bilderfindungen. Das einfachste aller denkbaren Motive bringt er zu hohem Rang. Meist ist es Gegenlicht, was ihre rundliche, anheimelnde Gestalt umspielt und ihr die Farbenglut verleiht. Der Schatten kommt gerade oder in leichter Schräge auf den Betrachter zu, deutlich kühler am Boden als im Heu, das kupferig scheint und wie in erlöschender Glut bei den Winterbildern mit ihrem

[14] 15 Bilder von Heuhaufen wurden allein im Entstehungsjahr 1891 in Paris ausgestellt und sofort verkauft

Farbtafel S. 68, 69, 71

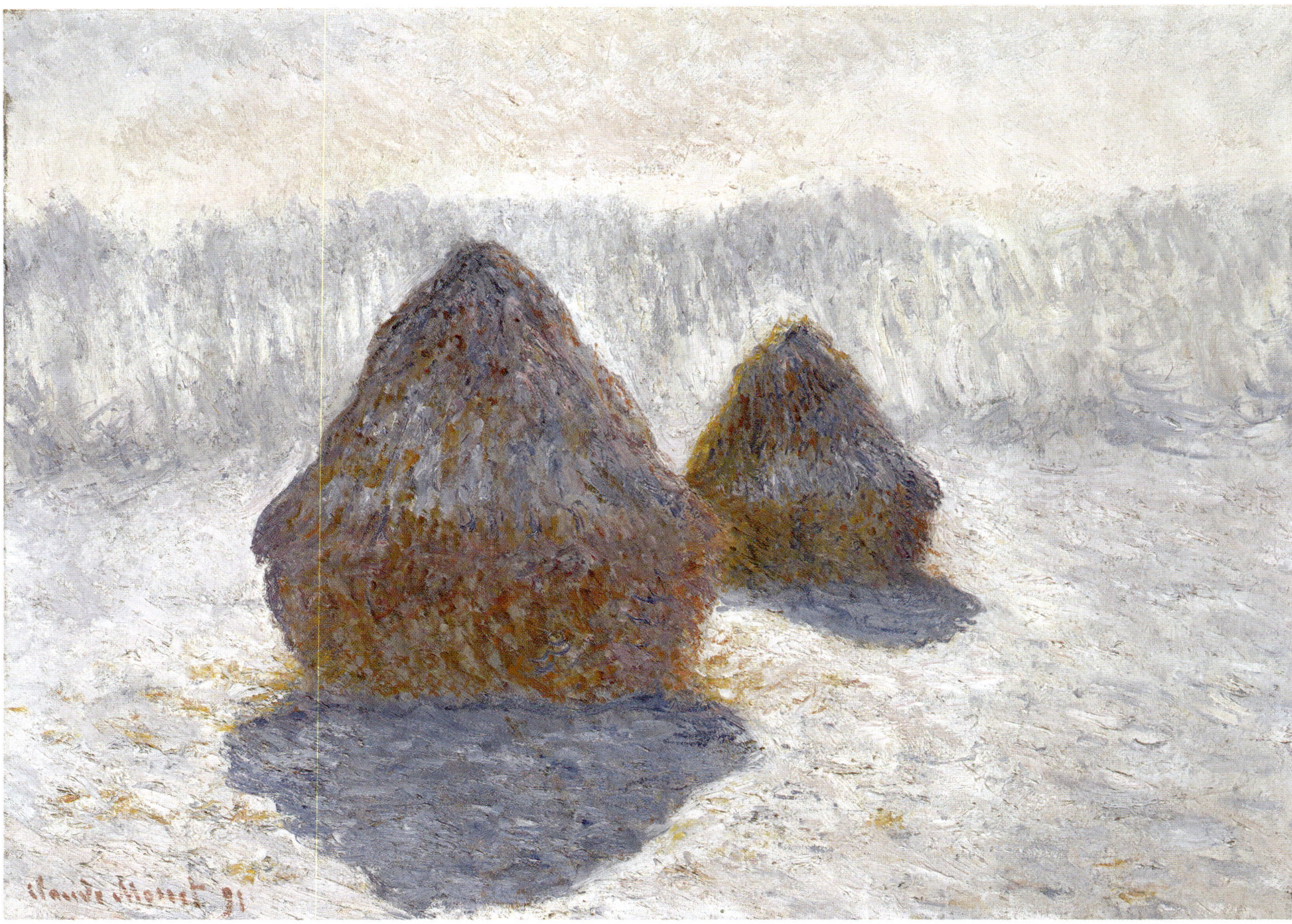

Heuhaufen im Schnee. 1891

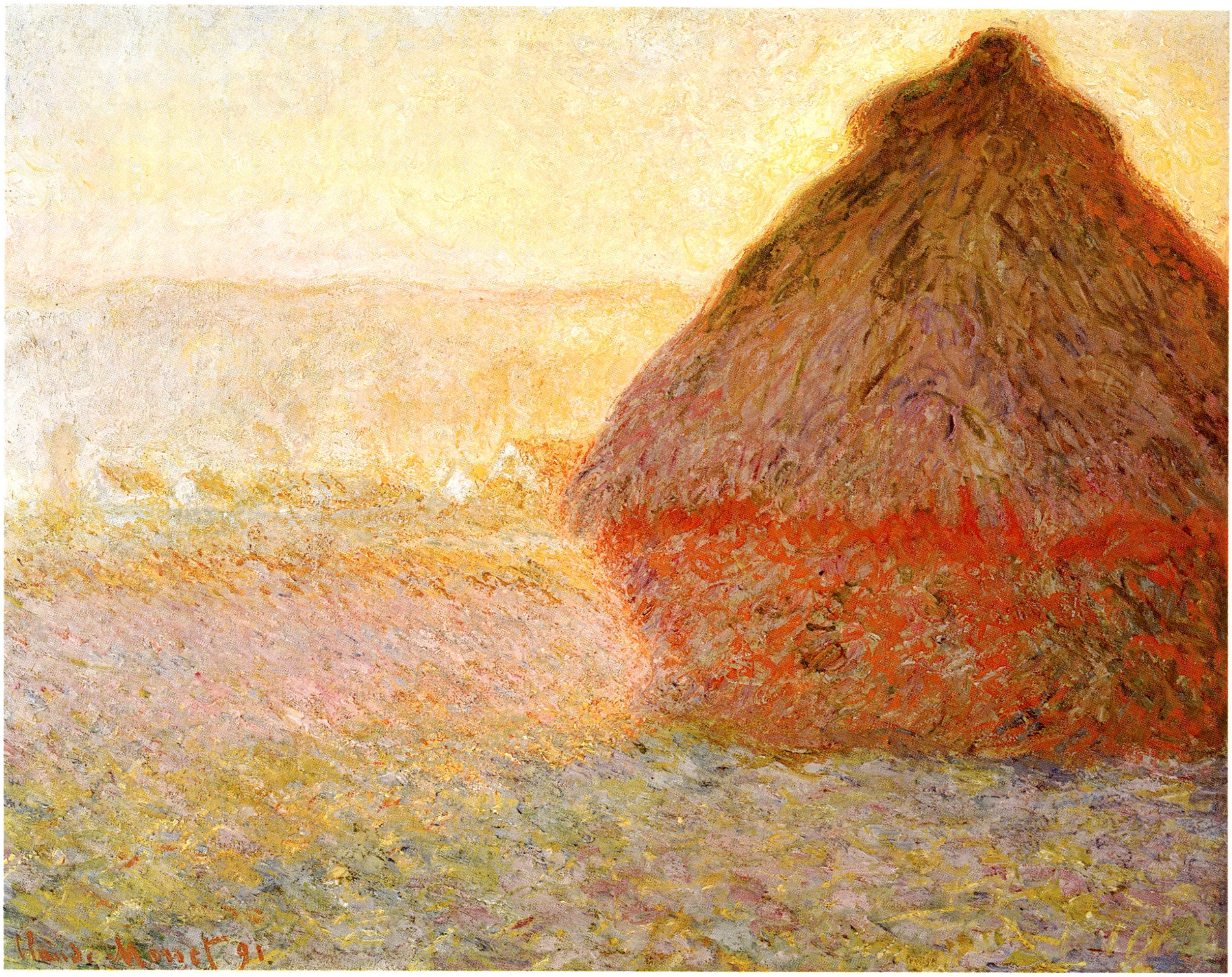

Heuhaufen bei Sonnenuntergang. 1891

vielfältigen feinen Blau-Violett, in roter Farbhitze im Sommer, wenn die umgebende Vegetation in gelbem Feuer aufzugehen droht; dazwischen alle Brechungen von »Warm« zu »Kalt«, in bläulichen, huschenden, verdeckten und halb-verdeckten Pinselzügen[15].

[15] Wilhelm Pinder, Das Problem der Generation, München 1926, S. 82

Unvermischte Farben, erst auf der Leinwand zum Zusammenspiel gebracht, zu einem Furioso, dem jedesmal zuvor die »Tonart« angegeben ist: Sonnenuntergang, Morgen, kalter Mittag, heißer Nachmittag und eigentlich noch kürzere Zeitbestimmungen. Was Monet hier gewinnt, ist die Lösung von motivlicher Vorgabe.

Die Exerzitien in der Landschaft führen zu neuen Zielen, und sie lassen nicht ahnen, daß gleichzeitig im »Pressoir« sich eine Flora auszubreiten beginnt, deren Schöpfer mit gebieterischer Sicherheit seine Vorstellungen in die Wirklichkeit umsetzen läßt, während er andernorts um das Stehenlassen eines dummen runden Heuhaufens feilschen muß.

Um die Entstehung der Heuhaufen-Bilder windet sich ein Kranz von Geschichten, die mehr mit Behendigkeit als mit Kunst zu tun haben. Man möchte gern glauben, daß Monets treue Begleiterin, die junge Blanche, die selbst zu malen beginnt, ihm eine frische Leinwand nach der anderen gereicht hat, damit er diesen einen, sich bald in den nächsten verwandelnden Eindruck festhalten konnte.

Was er sich vorgenommen hat, ist Schwerarbeit, der Kampf mit dem schnell verrinnenden Augenblick, mit der Zeit, mit dem Sonnenstand. Dem sicher aufnehmenden Auge hat der Pinsel zu folgen, ohne flüchtig und fahrig zu werden. Und wenn bei dem wie in Glut stehenden, bedrohlich nahe heranrückenden Heuhaufen in der Abendsonne, dessen Spitze vom Licht umfunkelt ist, die Häuser des Dorfes, in lauter Gelb, fern am Rande der Wiesen sich mehr in Erinnerung bringen, als daß sie sich wirklich erkennen lassen, so deutet das an, daß er Erfahrung im »Überlisten der Zeit« gewinnt.

Farbtafel S. 69

Farbtafel S. 71

Im Bilde der »Heuhaufen im Feld« von 1893 breitet sich eine Wiesenlandschaft um diese rosig übersonnten Stumpfkegel aus: Kopfweiden mit kurzen, kräftigen Stämmen durchziehen dichtgedrängt den Bildplan; sie werfen im Mittagslicht einen knappen Schatten, der mit seinem Grün zu dem violett-silbrigen Blattwerk in deutlichem Kontrast bleibt. Dahinter eine zweite, zwischen den Stämmen aufleuchtende, mit Heuhaufen besetzte Wiese, die von violettem Baumwerk gerahmt ist – ein Bild, das den ganzen Pointillismus mitenthält, ohne seiner Starre verpflichtet zu sein; denn die Schöpfe der Weiden suggerieren flutende Bewegung, Sommerduft. Würde man hier, wie es an Monets Bildern unternommen worden

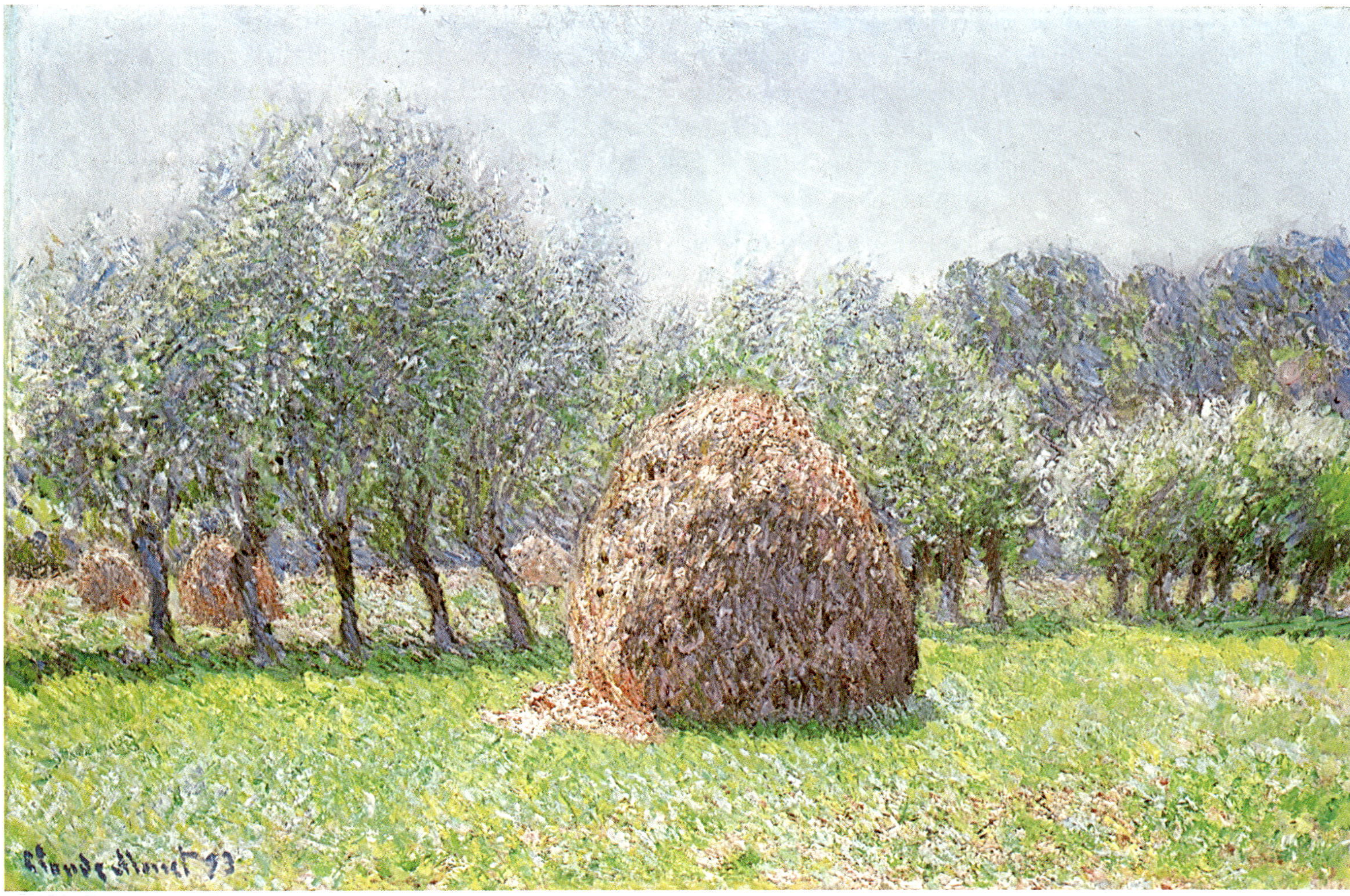

Heuhaufen im Feld. 1893

»Ich habe Theorien immer verabscheut.
Mein einziges Verdienst bestand darin,
inmitten der Natur gearbeitet zu haben,
wobei ich stets versuchte, unsere Eindrücke
selbst in ihren allerflüchtigsten Formen festzuhalten.«

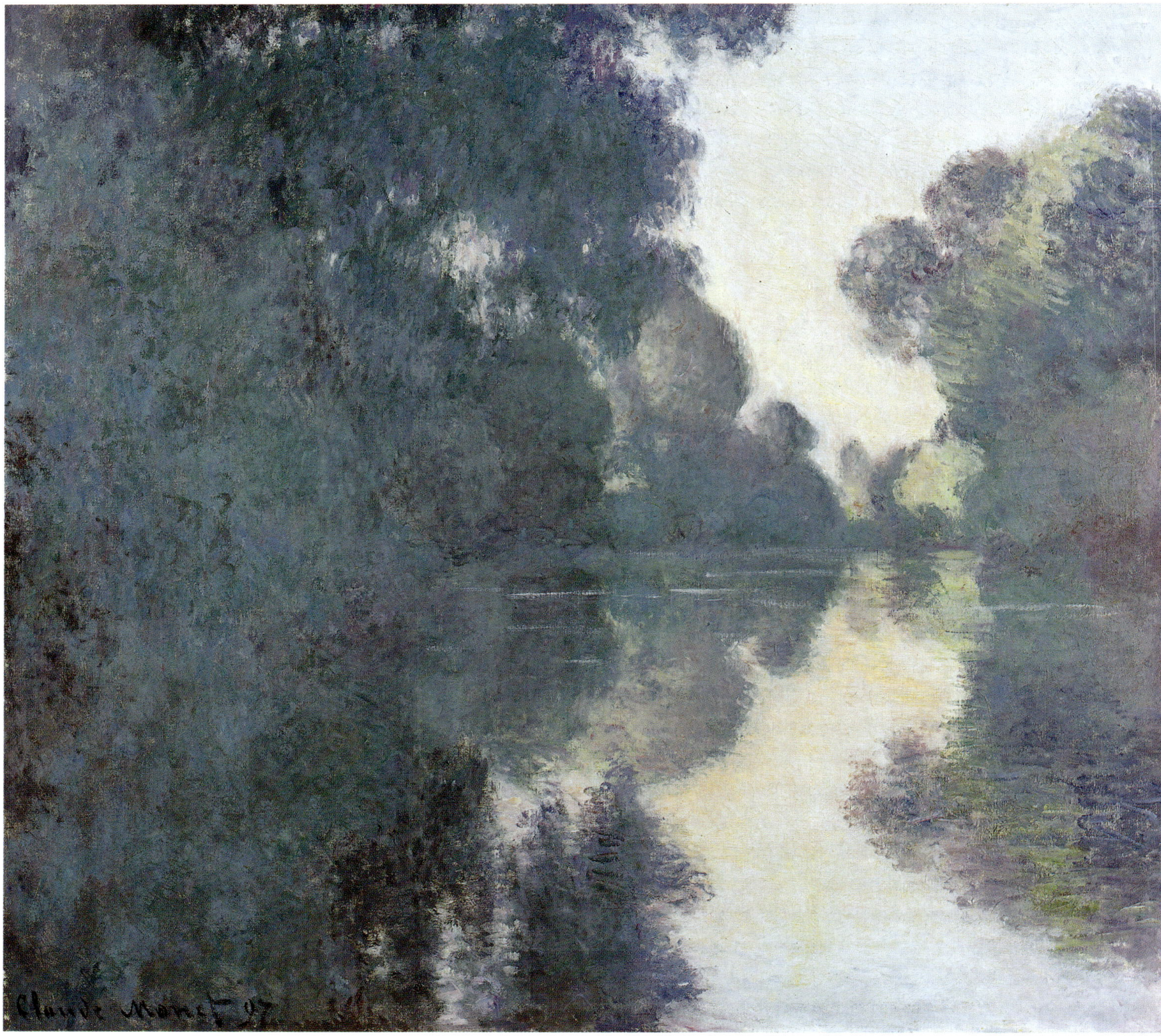

Morgen an der Seine bei Giverny. 1897

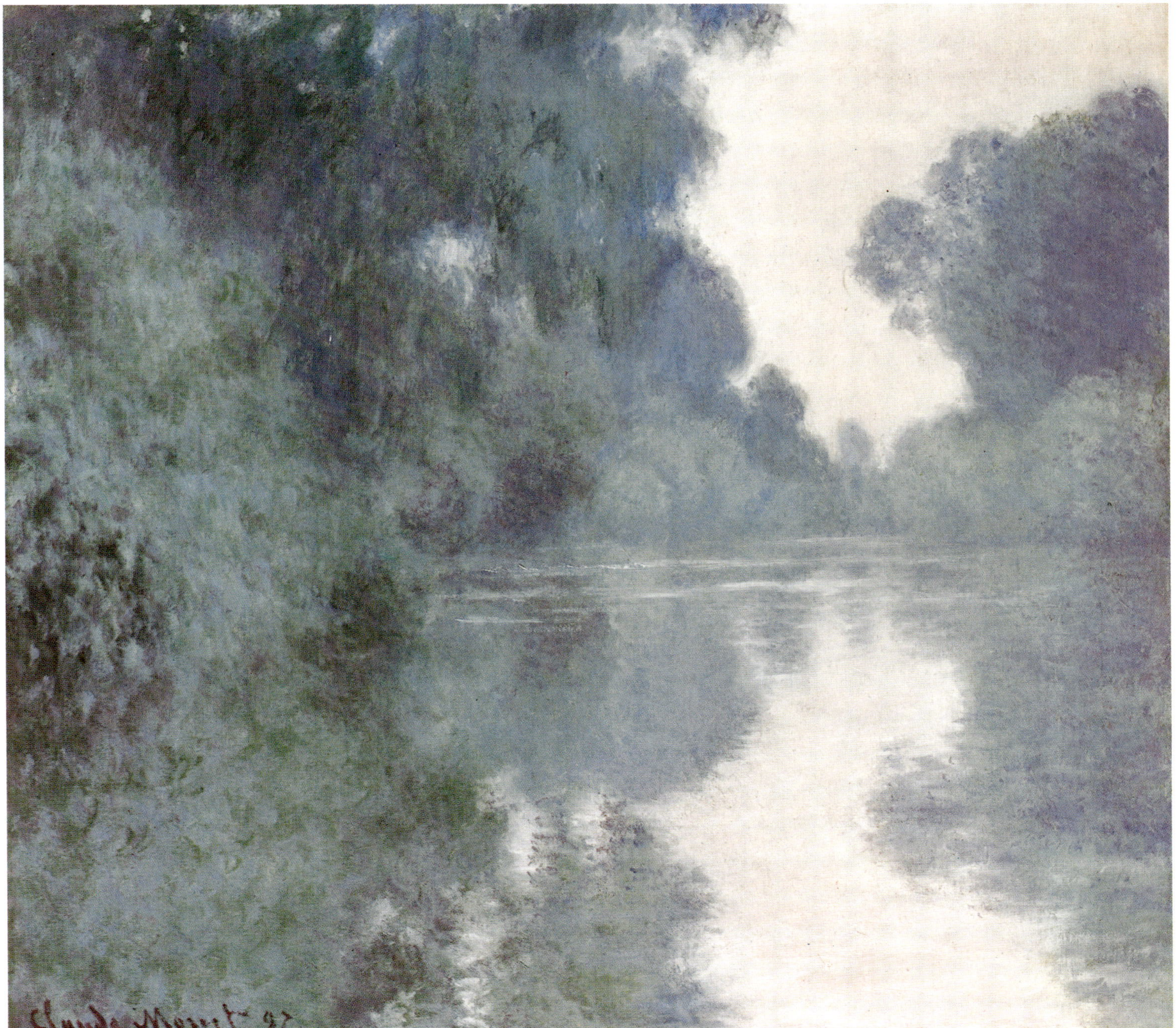

Seine-Arm bei Giverny. 1897

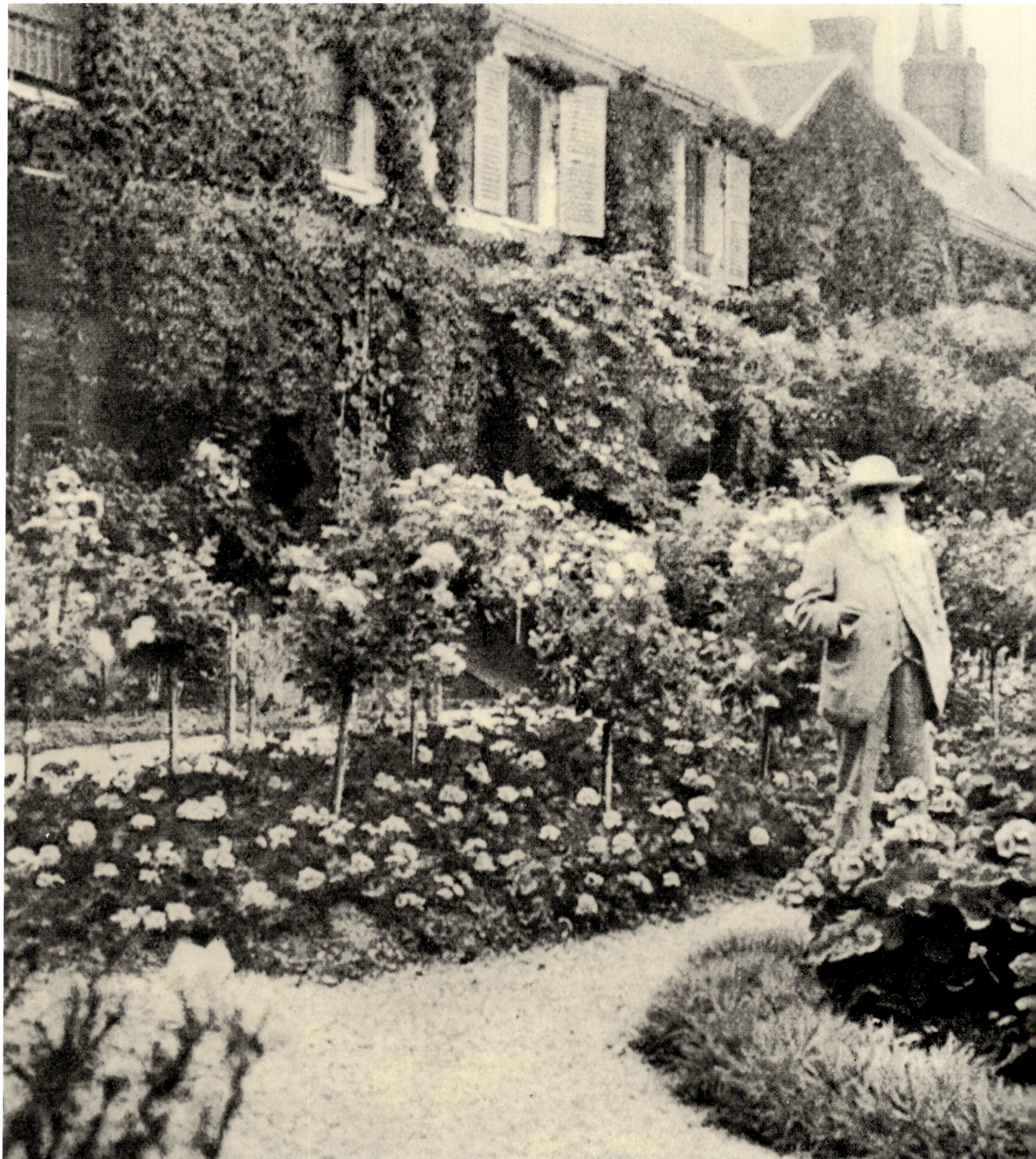

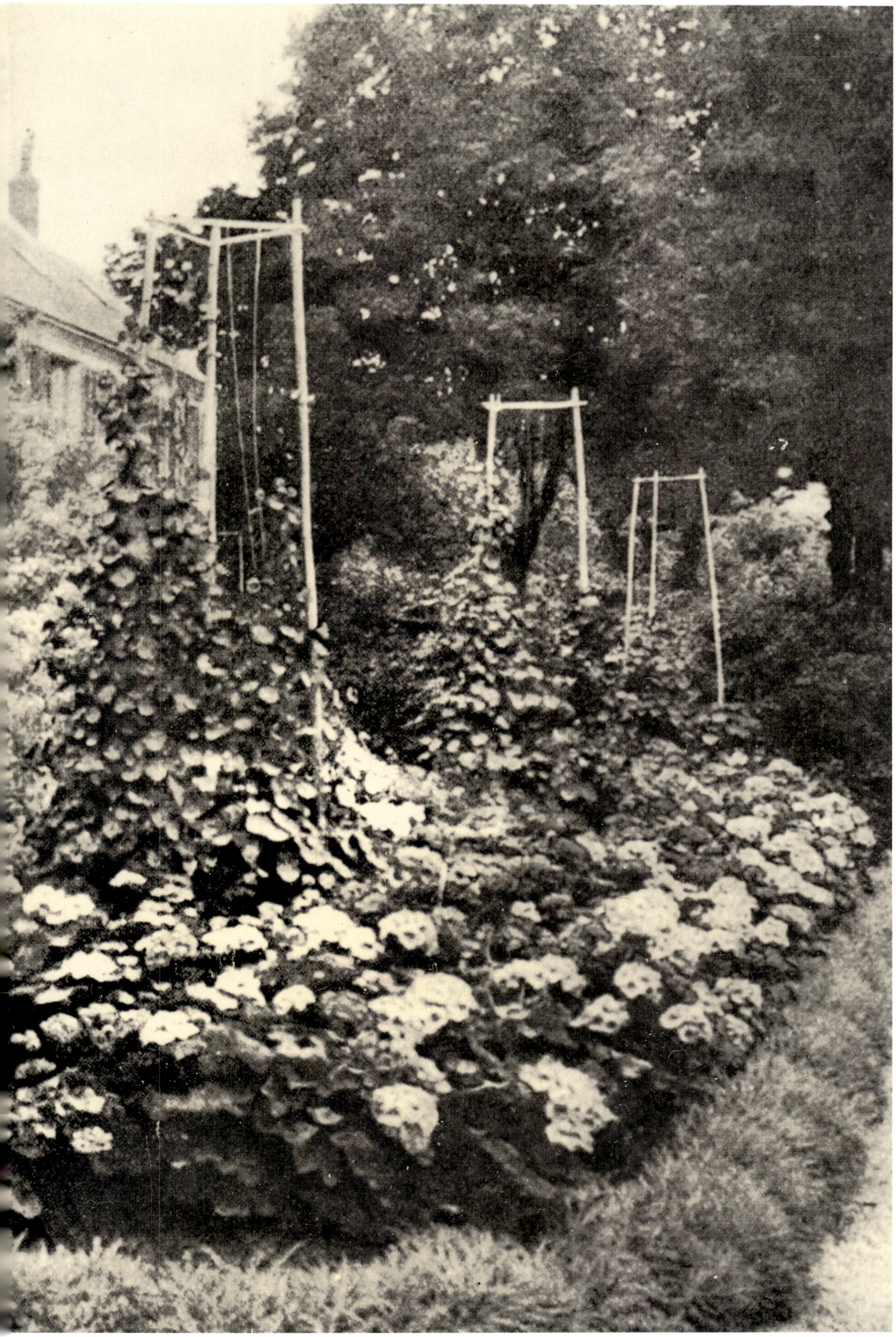

Monet in seinem Garten zur Hochsommerzeit, umgeben von Nelken, Pelargonien und Canna, um 1922. Collection Durand-Ruel, Paris

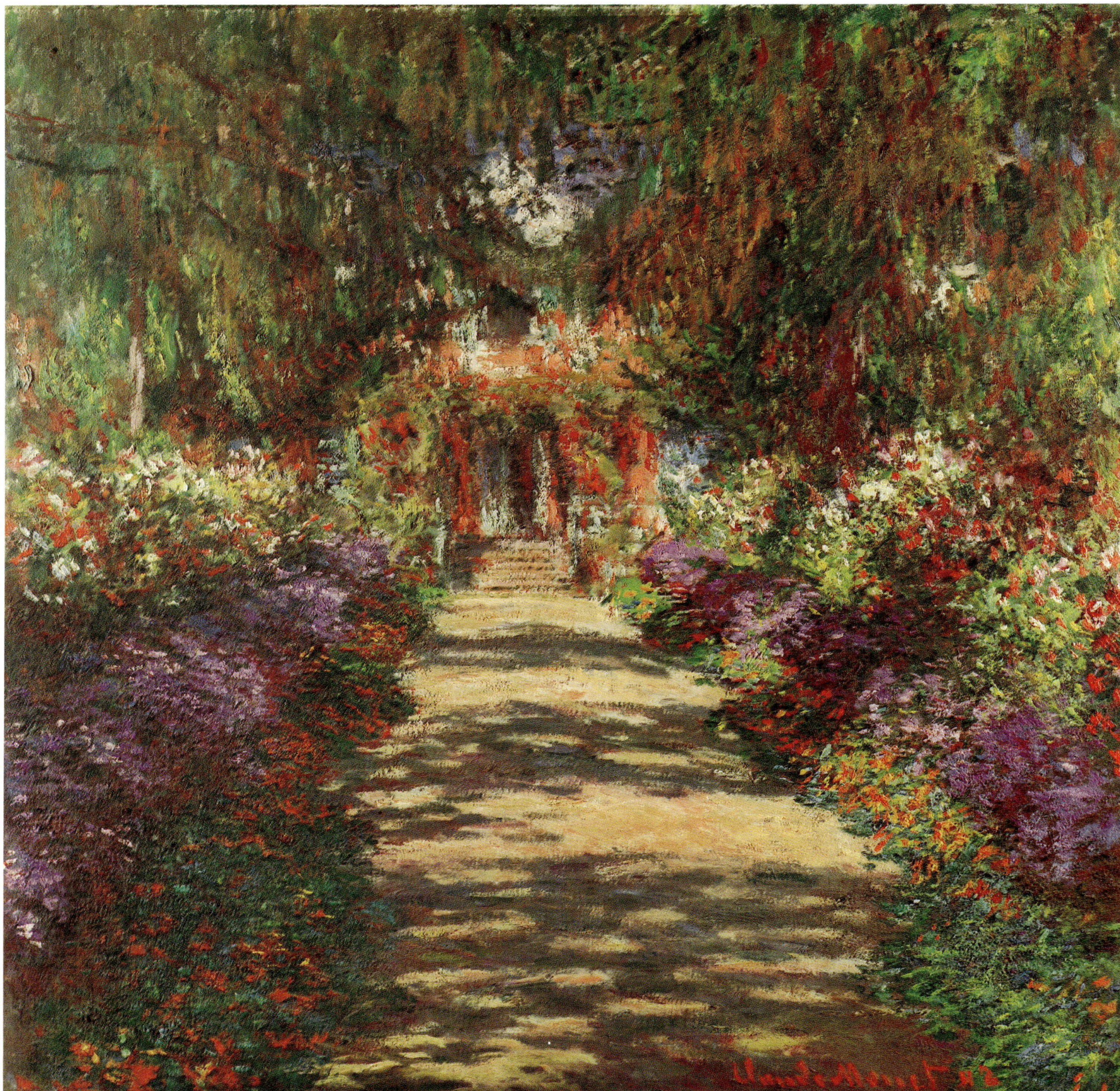

Weg in Monets Garten in Giverny. 1902

Der Maler und seine Gärten

Eichendorff merkt in seinen autobiographischen Schriften[17] in einer Betrachtung über Gärten, die sich eine Verschandelung im Geschmack der Zeit nach 1800 gefallen lassen müssen, an: »Jeder wahre Garten aber, sagt Tieck[18] irgendwo ganz richtig, ist von seiner eigentümlichen Lage und Umgebung bedingt, er muß ein schönes Individuum sein, und kann also nur einmal existieren.«

[17] Joseph von Eichendorff (1788 Schloß Lubowitz/Oberschlesien – 1857 Neiße), Werke, München 1981, Bd. IV, S. 1501

[18] Ludwig Tieck (1773 Berlin bis 1853 ebd.), deutscher Dichter und Übersetzer

Der »Clos Normand«

Monet hat aus dem »Clos Normand«, den er in der Kahlheit eines mit Apfelbäumen dünn bestandenen Areals vorfand, ein solches »Individuum« gemacht, zuerst mehr ahnend als wissend, mit welcher erzieherischen Langsamkeit die Natur sich diese Veränderung antun lassen würde. Vom immergrün flankierten Hauptweg hinab zur Straße und zum Bahnstrang, zu übereinander gestaffeltem Blühen, von überwucherten Fichtenstümpfen, die abfaulen sollten, zu den Metallbögen, die den Kletterrosen Entfaltung nach ihrer Eigenart zudachten, war es ein Weg der Geduld, der Überredungskunst, auch den Seinen gegenüber, die seiner vorauseilenden Phantasie nur den guten Willen hinzuzufügen wußten.

Der »Anfang auf dem Acker« – kümmerliche Pflänzchen, bescheidene Triebe und Ranken neben gefällten Apfelbäumen – macht ein ärmliches Bild. Aber Monet ist auf ein ihm vorschwebendes »Bild« gerichtet: Farben statt Grün, Natur in ihrer gesteigerten Entfaltung, Lieblingstöne statt Kunterbuntheit. Dem gestalterischen Blick – das wird hier an anderer Stelle beschrieben[19] – gesellt sich ein Belehrenlassen hinzu. In Gärtnereien, in Gesprächen mit dem erfahrenen Gartenliebhaber Caillebotte und später mit dem Chefgärtner Breuil gewinnt er das Rüstzeug, um dem Garten eine dauerhafte Schönheit zu sichern, auch wie dieses Blühen nach dem Winter wiederkehren kann, im Gewächshaus vor der normannischen Kälte gerettet.

[19] Vgl. den Beitrag von Herbert Keller, S. 143ff.

»Mein Garten ist ein Werk,
das langsam und mit nie nachlassender Liebe
geschaffen wurde, und ich leugne nicht,
daß ich stolz darauf bin.
Vor 40 Jahren, als ich herkam,
war hier nur ein Bauernhaus
und ein kümmerlicher Obstgarten.
Ich kaufte das Haus,
vergrößerte es nach und nach,
gestaltete es nach meinen Bedürfnissen.
Ich grub die Erde um, pflanzte,
jätete das Unkraut,
am Abend versorgten die Kinder
den Garten mit Wasser.«

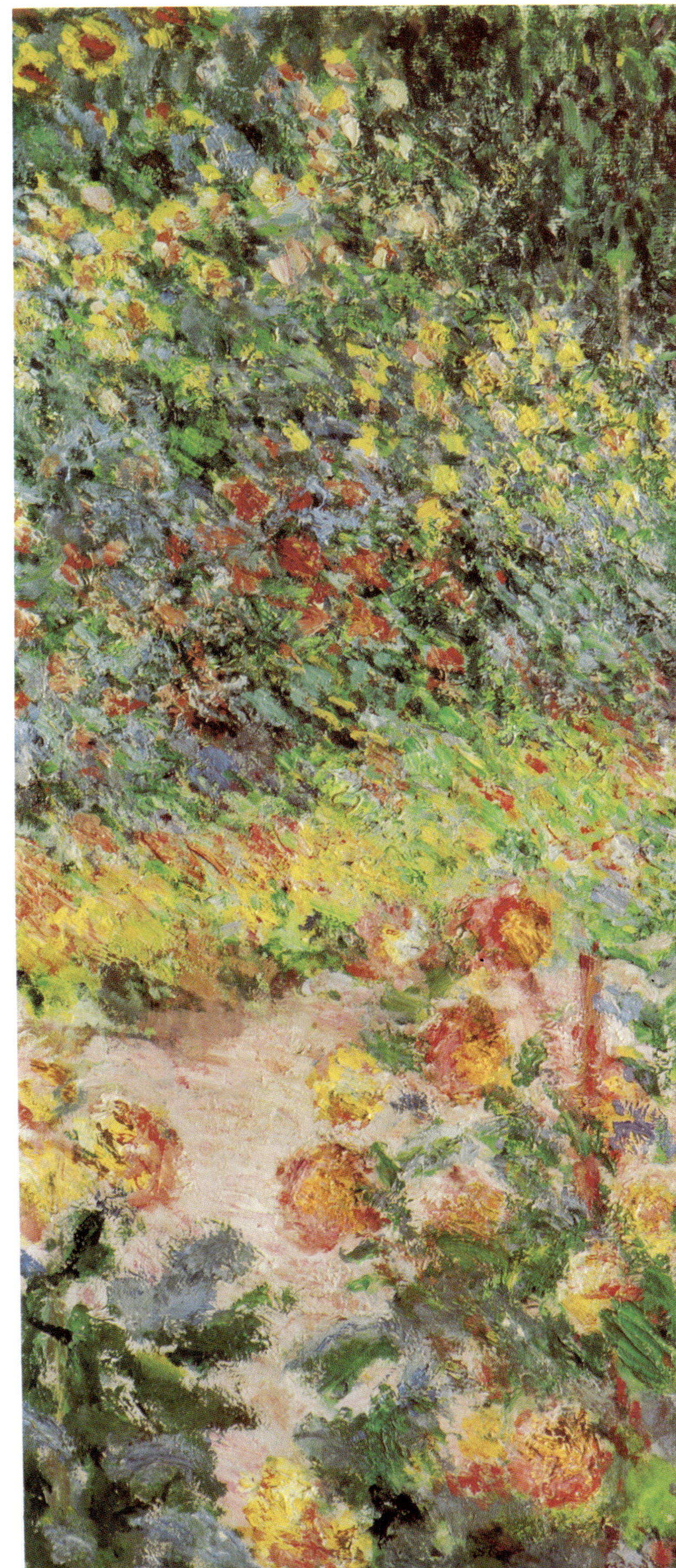

Monets Garten in Giverny. 1895

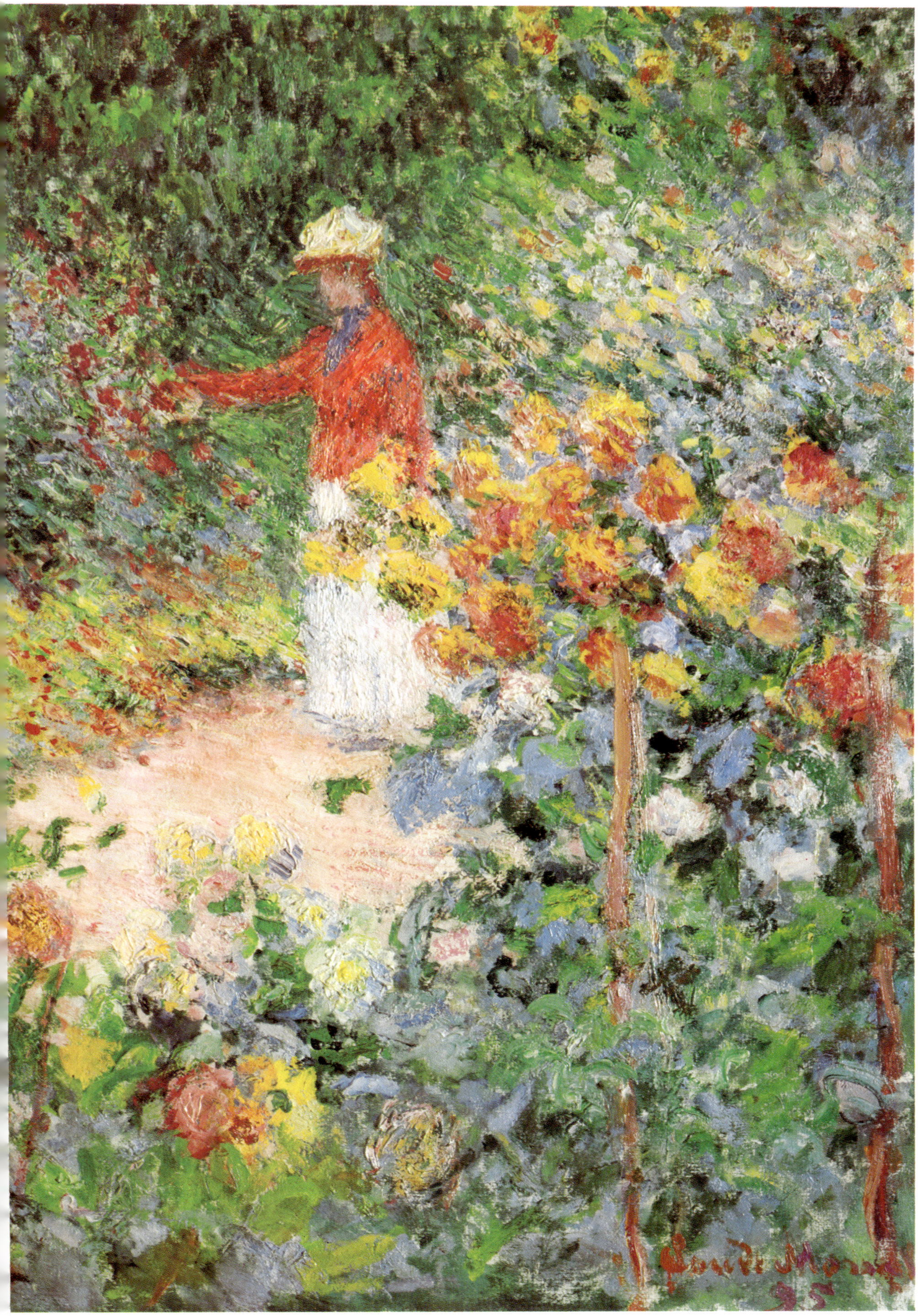

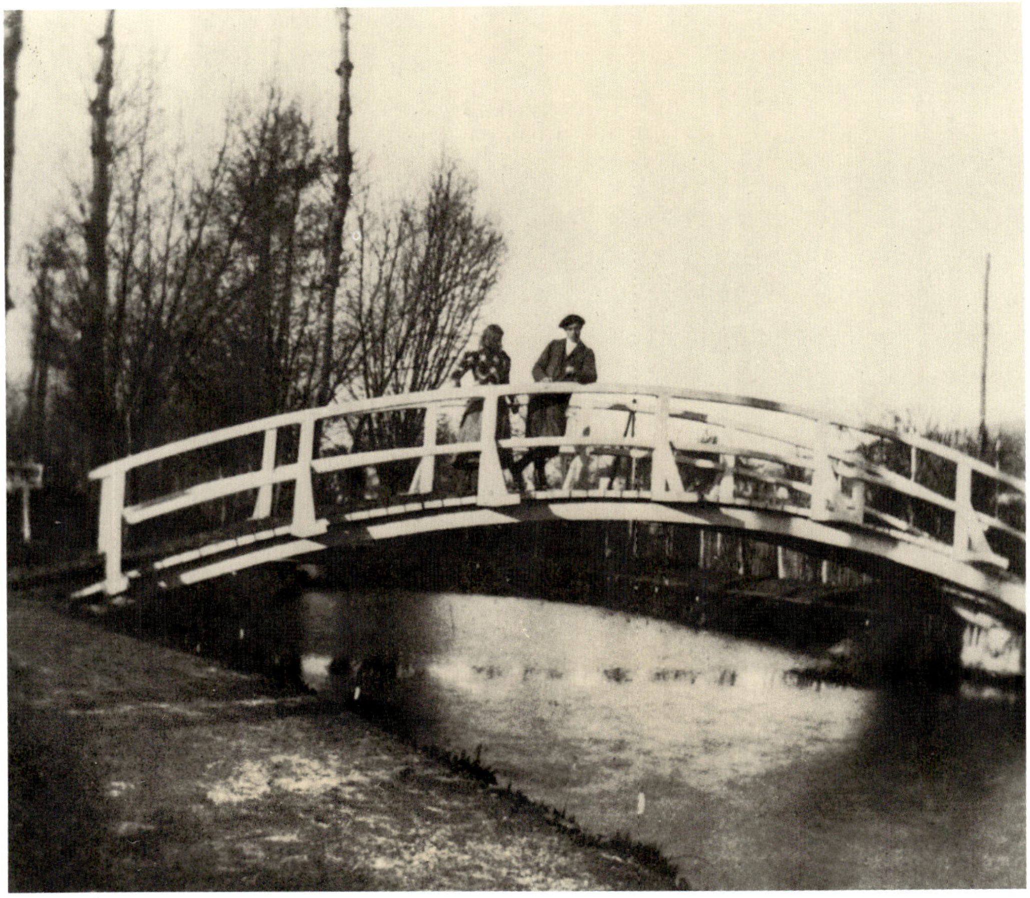

Michel Monet und Anna Bergman auf der japanischen Brücke. Collection Piguet, Paris

Listen und Umwege, zu diesem Ziele zu kommen, sind angedeutet. Sie gelten uns am ehesten als Zeichen von Unbeirrbarkeit, auch wenn Monets Geduld hier ihre härteste Probe zu bestehen hat; denn außer allen mit dem Vorhaben – zu damaliger Zeit – verbundenen Schwierigkeiten bei der Ableitung eines Baches, der einen fremden, »unsinnigen« Teich mit Wasser speisen soll, kommen bäuerliche Finten: Fremdartige Pflanzen im Teich könnten das Vieh vergiften, das unterhalb des Maler-Gartens an Ru und Epte weidet.

Die Größe des Wassergartens, die in Monets Bildern in der Schwebe gelassen wird, könnte den heutigen Besucher von Giverny enttäuschen. Dennoch ist er durchaus stattlich geraten. Kahl und noch ländlich ungefüge zeigen ihn Fotografien der frühesten Zeit. Die Fußgängerbrücke in japanischem Stil, noch ohne das Metallgestell für die Glyzinen – es wurde erst 1910 angebracht –, muß den Effekt machen. Auch diese Brücke mit ihrem feinen Bogenschwung wie auf den Farbholzschnitten von Hiroshige ist für

Abb. S. 122

das Dorf eine »Verrücktheit«. Und doch war sie von erster Stunde an ganz real dazu bestimmt, einen Wandelpfad um den birnenförmigen Teich, der Geschichte machen sollte, zuzulassen – samt einigen anderen kleinen Brücken. Das Ganze ist ohne Verspieltheit, sondern nach Monets Vorstellung: Er wollte die Lebendigkeit des Wassers in sein Gartenreich einbeziehen, es aber nicht eigentlich durchströmen lassen, weshalb der Teich – durch Schleusen – nur von Zeit zu Zeit gespeist wurde. Das einleuchtend Einfache der Bewässerungstechnik wird denn auch alsbald von künstlerischen Überlegungen eingeholt. Sie führen zur Bepflanzung der Uferzonen, die nun allerdings erlesener Reichtum kennzeichnet, wie in zeitgenössischen Beschreibungen zu lesen ist.

So verloren die fotografierten Gestalten auf der japanischen Brücke, diesem Unikum über nackten Ufern, zu erster Stunde noch erscheinen mögen: Monet, der Vielerfahrene, denkt weiter, bis hin zum »Nymphaeum«, auch wenn er einmal herunterspielend gesagt hat: »J'ai pris un catalogue et j'ai fait choix au petit bonheur, voilà tout.« (»Ich nahm einen Katalog und traf die Wahl auf gut Glück, das ist alles«).[20] Da waren Wachstumsfragen, Verträglichkeiten, Erblühen in Licht und Schatten schon zuvor bedacht, ebenso die Gestalt des Teiches – Gräser am Ufer, Glyzinen-Bäume, Trauerweiden zu dem angestammten Baumwuchs am Rande des »Marais«, das Monet hatte trockenlegen lassen – mit Durchblikken und einem Anlegeplatz für das Boot, und dies in seinem dekorativen Gesamtbild gleich von der ersten Stunde an, nicht nachträglich immer wieder vergrößert und verändert.

Abb. S. 88

[20] Zit. nach: Monet à Albi, Ausst. Kat., Musée Toulouse-Lautrec, Albi, 1975, S. 35

Der Wiesenbach Ru, der von der Epte für eine kurze Strecke abzweigt, wird nach Monets Plan der neben dem Teich sanft hinfließende Wasserspender, auch er von Ziergräsern, Wasserpflanzen gesäumt, von den Zweigen der Zierkirsche überhangen: selbst ein Motiv innerhalb des Wassergartens. Ein Glücksfall!

Abb. S. 87

Das Idyll hat Größe: Weide und Pappel bringen Höhe, Rhododendron blühen im Halbschatten wie in der vollen Sonne, Groß- und Kleinblättriges steigert die Farbballungen der Blüten in der üppigen Frühsommer-Szene, Iris leuchtet neben den schmalen Wegen auf, über die Monet mit seinen Besuchern viele Male gegangen ist, stolz auf dieses zweite Werk neben dem der Malerei. Das harmonische Ineinanderspielen der Farben und Pflanzen nach seinem Willen, nun von Gärtnern unter der Aufsicht Breuils für Monets malerische Visionen »bereitgehalten«, vollendet sich in einem Seerosen-Teich. Mit dem Blick über das stille, rein gehaltene Wasser, auf dem sich die zartgrünen Blatteller ausbreiten, tut sich ihm auf, wie er seine

Der Wassergarten.
Collection Roger-Viollet, Paris
(Foto: Harlingue-Viollet) ▷

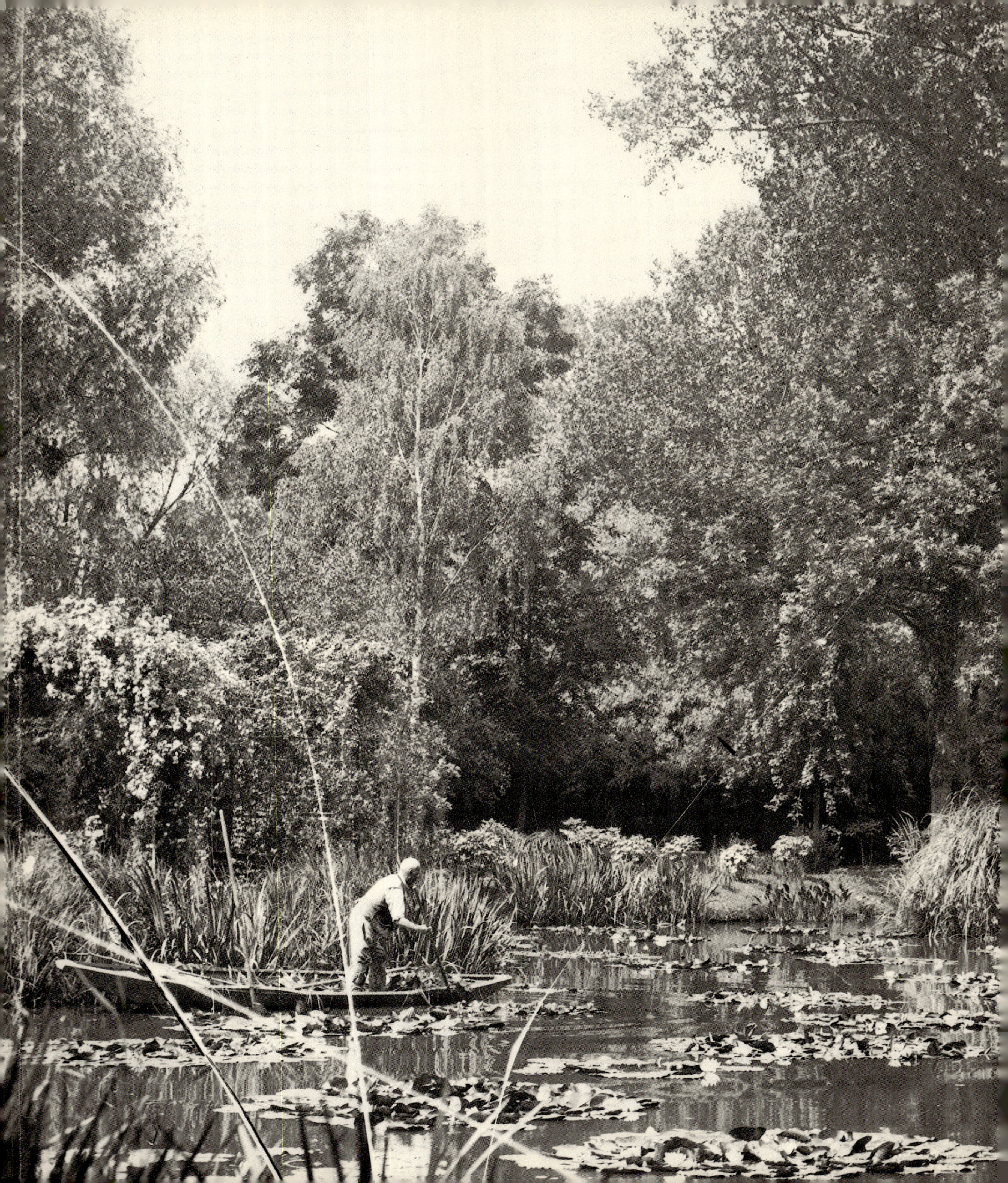

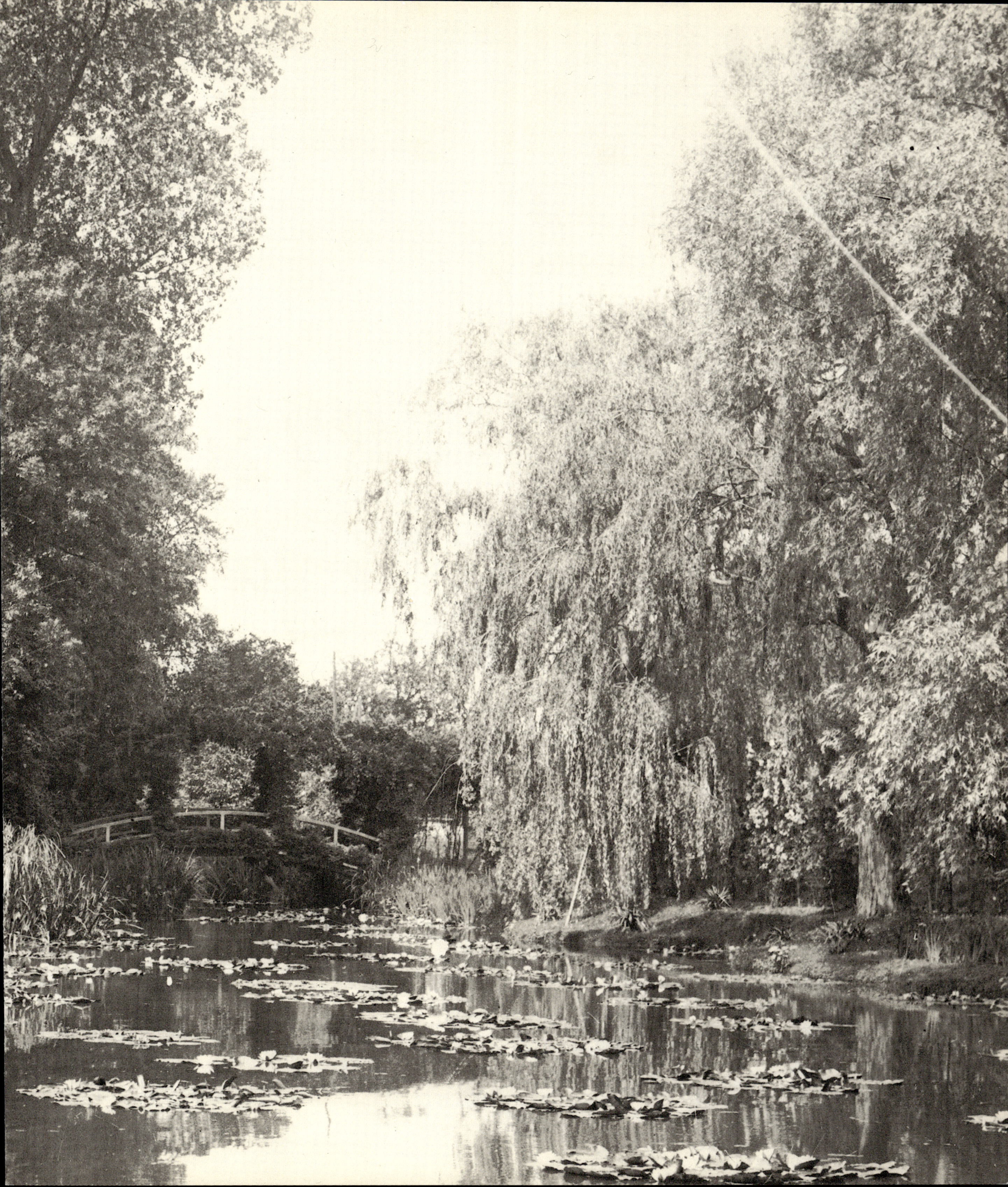

Lebensarbeit krönen sollte, wie sich alle seine Erfahrungen mit dem Licht des Himmels in einem einzigen Thema fassen lassen könnten: in Bildern von Seerosen. Hier würde ihm die Wirklichkeit eines Teiches, der sich mit Blüteninseln bedeckt, in die andere Wirklichkeit von Bildern übergehen. 1899 begann er mit diesem riesigen, verschiedene Phasen durchlaufenden Werk, um es durch 27 Jahre nicht mehr zu verlassen, selbst als dem über 80jährigen der graue Star das Augenlicht zu nehmen droht. (Eine Operation des rechten Auges bringt leidliche Sehkraft zurück.)

Farbtafel S. 133–136, 137–139

Geordnete Schönheit

Der »Clos Normand« wie der Teichgarten verdanken sich also nicht schönen Zufällen, die einem genialischen Menschen, der im Freien zu malen gewohnt ist, den Weg in die Landschaft ersparen. Noch in dem heute wiedererstandenen Garten wird das Zuchtvolle, Kenntnisreiche nacherfahren, mit dem Monet ordnend und anordnend seinem »Gartenglück« aufgeholfen hat. Arbeit verbirgt sich hinter schöner Erscheinung. Und ebenso werden Geduld und vorausschauendes Denken nur den »Gartennarren« seiner Art bewußt, mit denen er seine blühenden Reviere durchschritten hat. Den Kennern brauchte er nichts zu erklären, und die anderen hatten ohnehin genug zu bewundern.

In dem seit hundert Jahren zum Thema »Monet und Giverny« vorgelegten Schrifttum findet sich kein Hinweis darauf, daß der Herr des Gartens sein hier entstandenes, kaum zu übersehendes künstlerisches Werk, seine Malerei, diesem Garten untertan gemacht hätte, daß er sich also »beschieden« habe mit dem, was ihm hier überschaubar und als Motiv »zur Hand« war. Vom winterlichen Garten wie vom überwinterten Blühen im Gewächshaus haben seine Leinwände nichts überliefert. Hier war die Grenze gezogen, wie gegen das Ungeordnete, Verkrautende, Wuchernde, wie gegen ungebetene Gäste und Schülerschaft jeder Art, gegen das lärmig werdende Dorf mit seiner Künstler-Invasion und den Nachahmern in Monets Schatten. Schroff hat er hier das Fallgitter heruntergelassen, um Verführungen wie Verwechslungen zu entgehen.

Das erklärt auch, warum er dem Einfachen Vorrang vor dem Raffinement gegeben hat, angefangen bei der Mittagstafel bis zum gemalten Rosenbogen: Die Fülle mußte er vor der Überfülle bewahren. Ein Garten in der Normandie ließ subtropische Üppigkeit, in der das Überwucherte

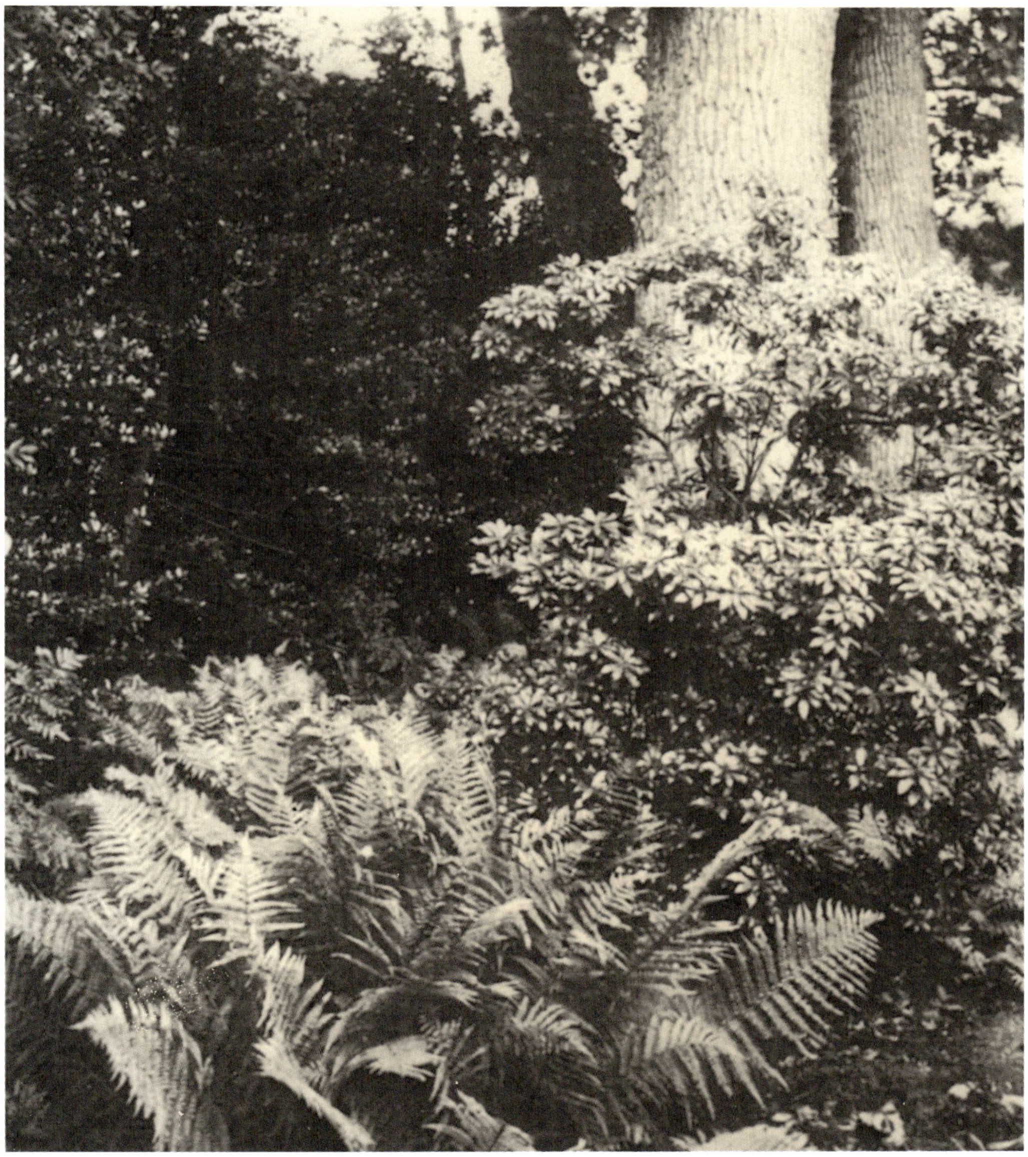

Farn und japanische Azaleen.
Collection Truffaut, Paris

ersticken muß, nicht zu. Und was in diesem Klima keinen Bestand haben konnte – wie die von ihm geliebte lichtblaue Seerose –, hat auch in seine Bilder keinen Eingang gefunden, selbst in die der letzten Lebenszeit nicht. Studien zum »Nymphaeum« lösen sich dann im Spätwerk von der Naturform so weit ab, daß die farbige und formale Übersetzung zu späteren Fehldeutungen führen konnte: Kandinsky glaubte sich bei seinem Aufbruch in die Kunst ohne Gegenstand durch solche Bilder bestätigt, was aus heutiger Sicht ein verzeihlicher Irrtum war.

Der Alltag

Der »Patron« – eine Bezeichnung, die Monet zugelassen hat – ist der Maler erst mit den vielen Jahren von Giverny geworden, als ihm Ortswürden angetragen werden, als er Aufträge für Haus und Garten zu vergeben hat, als er das »Marais« entwässern läßt und den Fabrikschornstein verhindert. Der Alltag, von dem wir nur die Sommerzeit anzumerken geneigt sind, hat auch die Grämlichkeiten des Winters gekannt, ebenso das zurückgezogene Leben einer ländlich etablierten Familie um die Jahrhundertwende, für die die Glühbirne zum Ereignis wurde an langen Vorleseabenden mit Gästen, die zu Vertrauten werden. Er hat Wandlungen durchgemacht, die am Garten vorübergegangen sind: Jugendspäße auf dem Wasser der Seine und winters auf dem Eis, das Treiben im einzigen Dorfgasthof mit einer schnell anschwellenden Zahl von Fremden, bleibenden und weiterziehenden Gesellen, denen die Kunst auch wieder abhanden kam unter Tennisspiel und so skurrilen Beschäftigungen wie dem Vogeleier-Sammeln. Und manche der jungen Leute waren auch nur von der Neugier getrieben, einen verstohlenen Blick in diesen Künstler-Garten zu werfen, in dem ein Mann unter einem großen Schirm, wie zu den Tagen der Romantiker, vor der Leinwand zu sitzen pflegte, um nichts als Seerosen zu malen – ein Motiv, das seine Entdeckung war und geblieben ist. Weder Mensch noch Tier bringen sich hier in Erinnerung. Die Natur allein hält sich ihm in edlem Pflanzenreichtum bereit. Blickt man rückwärts und vorwärts, so sucht man vergebens nach solcher Esoterik und solchem Machtanspruch zugleich, dem Monet nur durch eine Versenkung ohnegleichen gerecht werden konnte.

Trat er dennoch einmal aus seinem strengen Arbeitsalltag heraus, so waren es harmlose Vergnügungen, kleine Lustfahrten auf der Seine, das Pilze-Sammeln in einem entfernten Walde jenseits des Flusses – immer im Stile der Zeit: in möglichster Einfachheit und in der gewissen schönen Umständlichkeit der Epoche, mit Picknick und reicher Ernte und in dem eingehaltenen Gleichgewicht von Achtung und Keckheit der Geister untereinander. Opfer werden nicht gefordert und auch nicht gebracht. Es

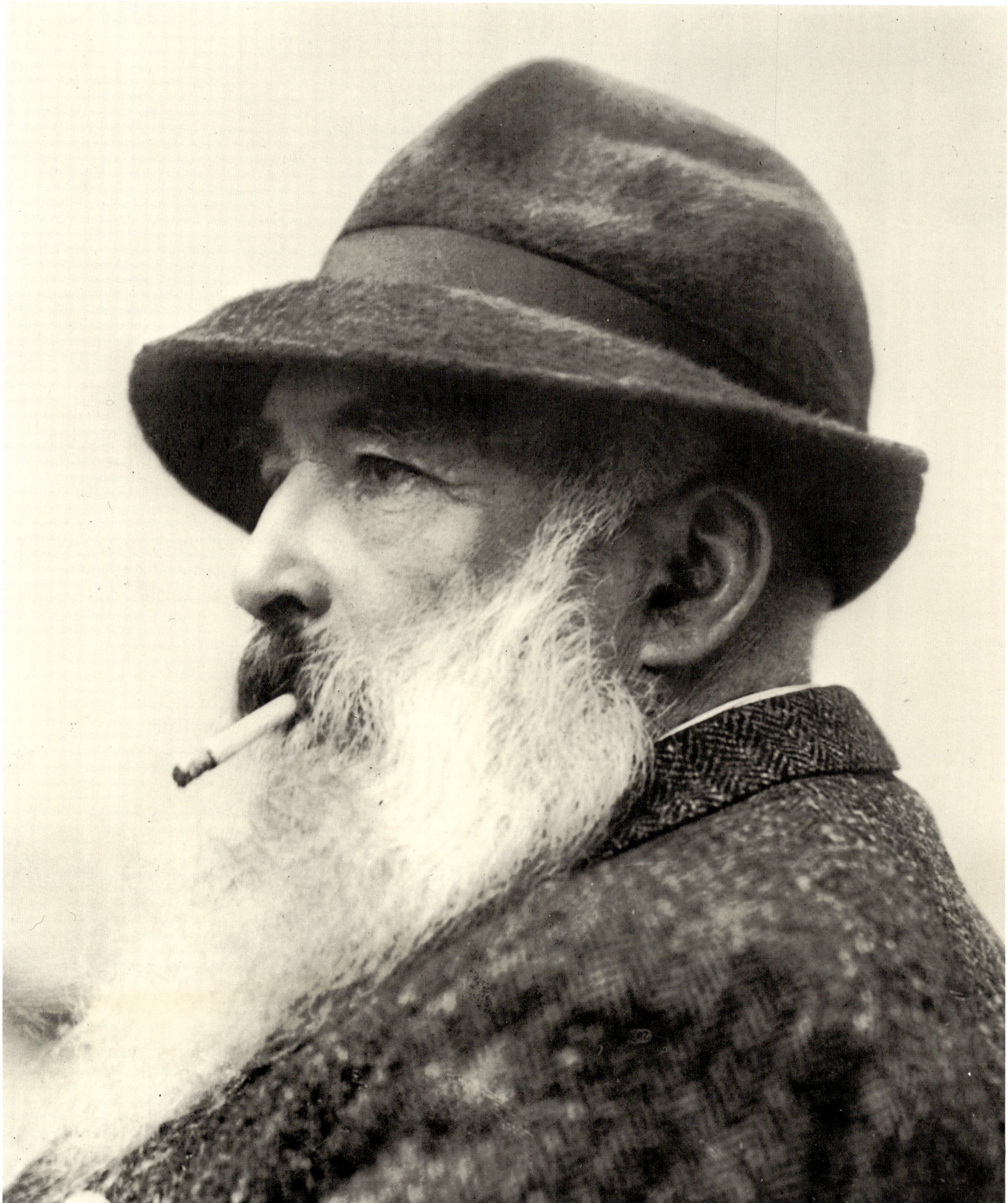

Monet um 1920. Foto: Michel Monet. Collection Durand-Ruel, Paris

muß sich dabei nach Berichten seiner nächsten Umgebung im Sinne freier Vereinbarungen ergeben haben, was Monet sich gern an Zeit für die Seinen nahm, ohne Temperamente zu unterdrücken oder Neigungen zu gängeln. Die Zone des Respekts, des genauen Ermessens von Erlaubtem und Gebotenem war den Kleinsten wie den Größten in diesem Kreis bewußt, bis er sich zerstreut hat, und kam dem »Pressoir« zugute. Anders bliebe dieses Giverny mit seiner Rettung durch alle späteren Gefährdungen unverständlich, noch fortwirkend durch Jahrzehnte nach Monets Tod bis zum Wiedererstehen jetzt. Und dieser gute Geist hat auch durch Jahre tiefster Vergessenheit, durch Kriegszeiten gewirkt, wo Ruf und Rang der Gärten und ihres Schöpfers sich aus dem Gedächtnis verloren hatten oder wo der ahnungslose Fremdling erst durch deutliche Verbotsschilder von diesem nun verwildernden Paradies ferngehalten worden ist.

Willkommene Gäste – Gewollte Ablenkungen

Die zugelassenen Ablenkungen durch Besucher, die Bilder betrachten und ihr Sammlerglück probieren wollen, sind aber auch Höhepunkte in diesem gastfreien Hause gewesen. Daß der damals erste französische Staatsmann und Freund, Georges Clemenceau, zu den regelmäßigen, willkommenen Gästen zählt, daß Cézanne und Renoir hier an der Tafel sitzen und im Garten promenieren, daß Pissarro und Sargent, der Kritiker, spätere Freund und Biograph Geffroy hier Gastrecht erwerben, weist am deutlichsten aus, daß die Gespräche sich am Garten entzünden, aber bei der Kunst enden (auch Clemenceau hat über den »Jardin d'eau« geschrieben[21]).

Abb. S. 97

Abb. S. 98

[21] Claude Monet – Les nymphéas, Paris 1928

Mit dem Auftritt dieser Besucher und vieler anderer windet sich ein Legendenkranz um das »Pressoir«, mit dem Giverny seine Anonymität vollends verläßt. Das Vorfahren frühester Automobile mit würdigen Gestalten sorgt für immer neuen Gesprächsstoff im Dorf. Und gar das Erscheinen japanischer Gäste, die Damen im Kimono, begeisterte Sammler von Monets Bildern und sogar bereit, das ganze »Nymphaeum« für ihr Land zu erwerben, das sich im dritten Atelier Leinwand für Leinwand zum Traum in Bildern schließen wird, machen den Ruhm vollständig. Aber Monet bleibt sich und seinen Zusagen treu, den Zyklus für die Orangerie zu bestimmen. Die Geschichte dieses »Auftrages« wird hier nicht weiter verfolgt, weil sie schon nicht mehr zum eigentlichen Erlebnisbereich von Giverny gehört.

Abb. S. 120

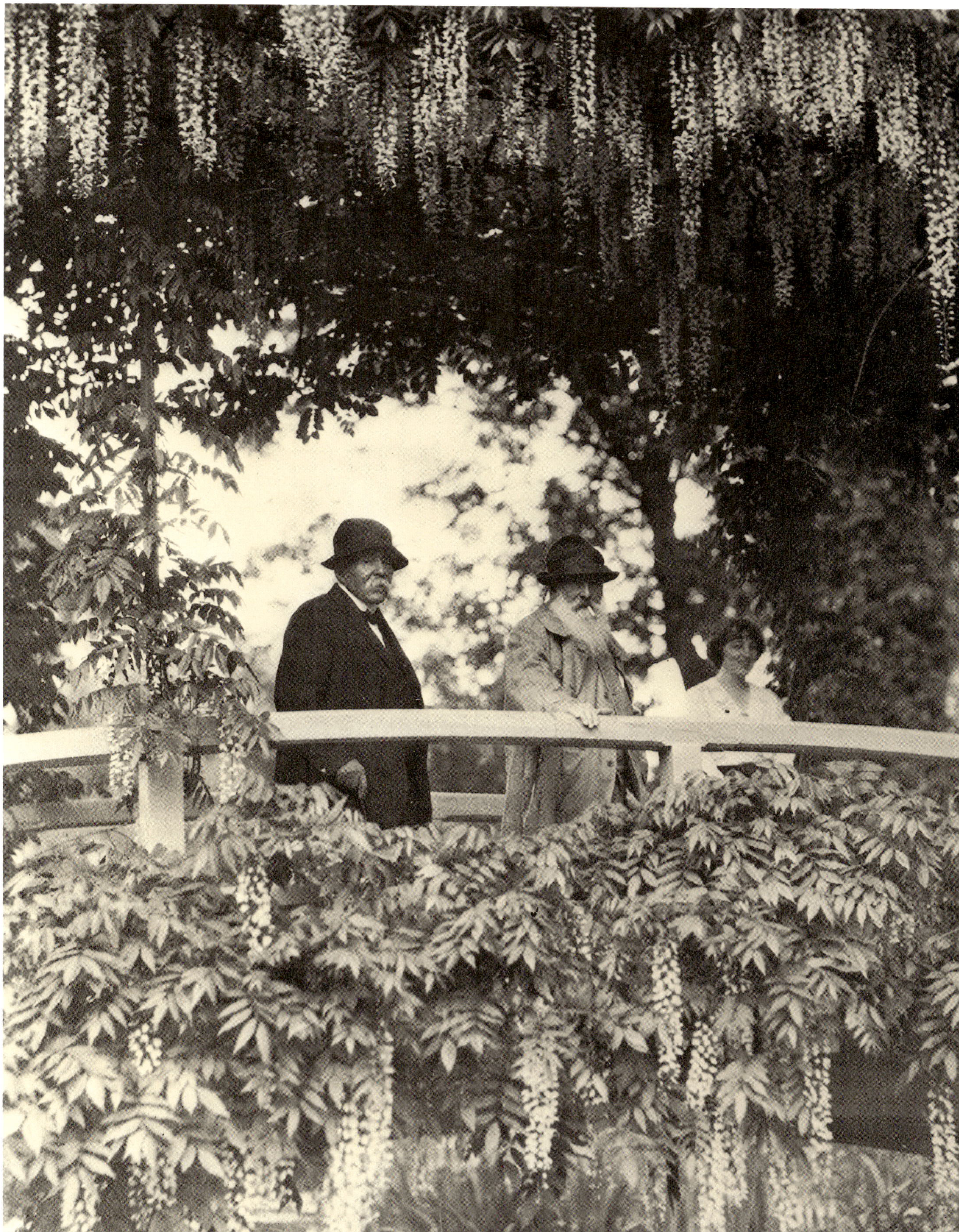

Georges Clemenceau, Monet und Lili Butler auf der japanischen Brücke, Juni 1921. Collection Durand-Ruel, Paris

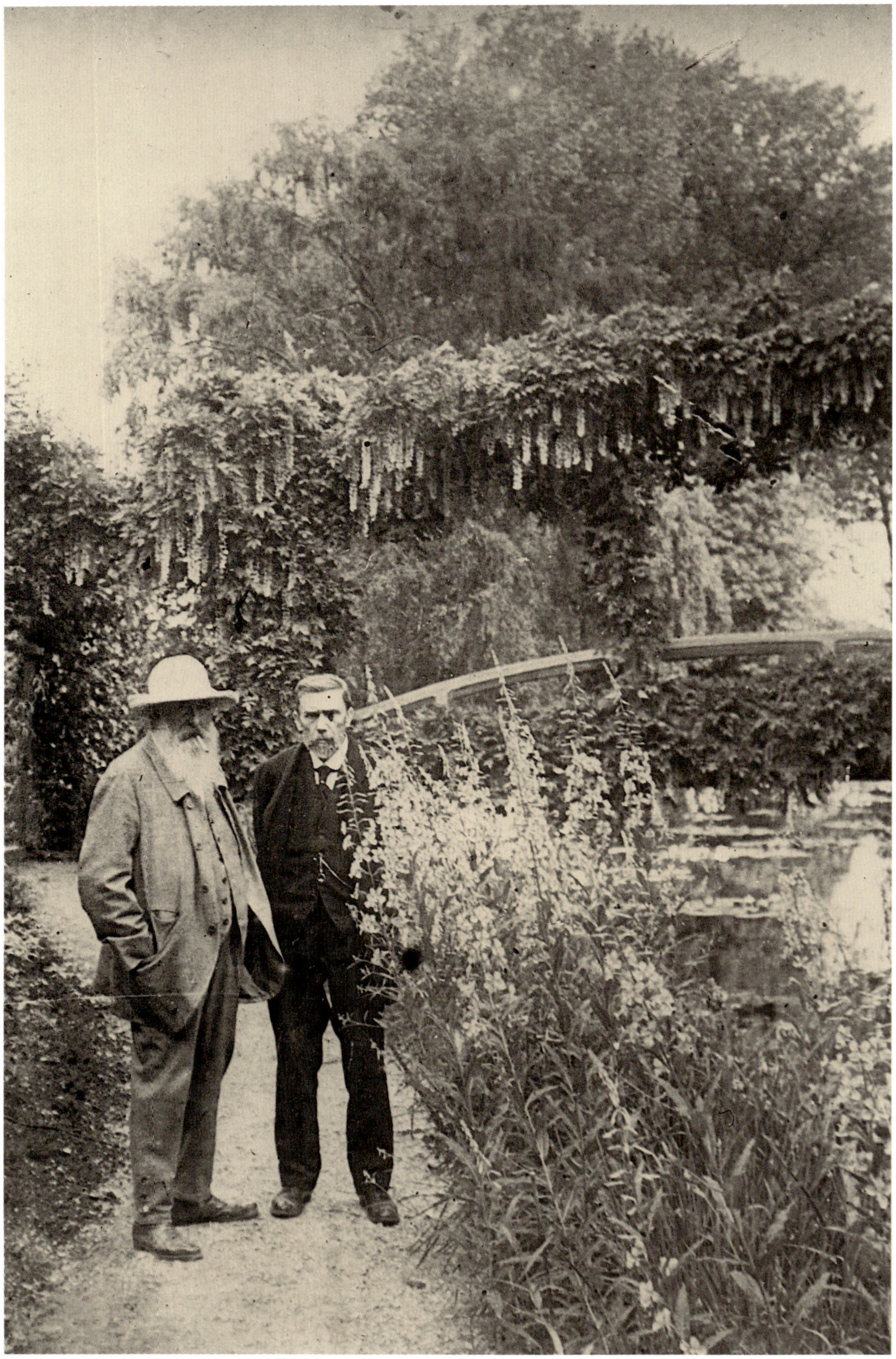

Monet mit Gustave Geffroy im Garten. Foto: Sacha Guitry. Collection Roger-Viollet, Paris (Foto: Harlingue-Viollet)

Mal-Reisen von Giverny aus

Es gehört zum Bilde von Monet in Giverny, daß ein »Kerl« wie er, der Normanne, der Reiselustige, mit diesem immer vollkommener werdenden Idyll, dieser Pracht der Blumen und Blütenbüsche, der duftend überrankten Bögen, der leise bewegten »Nymphéas« auf der spiegelblanken Wasserfläche nicht sein Genügen findet. Unruhe erfaßt ihn, Rauhes und Fremdes unter anderem Licht, im Norden und Süden malend zu erkunden und der Gewalt von Eindrücken sich zu stellen, die er mit Bildern seiner Sehweise bezwingen wird: »Voyages pour peindre«. Ein Dutzendmal bricht er von Giverny auf, vor allem um seine Sehnsucht nach der Welt am bewegten Wasser zu stillen, bis er sich mit dem Jahre 1909 in Venedig – beinahe 70jährig – zufriedengibt, um sich endgültig zu Studien für das »Nymphaeum« zurückzuziehen.

Inzwischen sind der »Clos Normand« und der Teichgarten längst in seinen Besitz übergegangen, so daß seine von der Reise gegebenen Anweisungen nun seinem Eigentum gelten. Er reist – oft winters – mit mehreren Leinwänden, um nicht auf ein einzelnes Motiv und die einzelne Stunde in ähnlichem Licht festgelegt zu sein. Die Themen ergeben sich für den erfahrenen Freilichtmaler aus der Sicherheit im Einschätzen des tragfähigen Motivs. Die meisten Bilder bestätigen ihn auch hier wie in Giverny, um das seine Gedanken kreisen, während er fern ist. Seine Überlegungen finden immer zum Garten zurück; zu den Anemonen, zur Clematis, zu den Pfingstrosen, auch zu den Orchideen im Treibhaus, zu *Abb. S. 101* Dahlien und Chrysanthemen schreibt er von der Reise, aus Norwegen bringt er Pflanzen mit.

Aber dann ist er in Bordighera und Antibes unter einem Licht »zum Verrücktwerden« auch wieder ganz von seinem Garten abgelöst, an der Atlantikküste auf der vorgelagerten Belle-Ile der Wildheit des Wassers, der gewaltigen Brandung einzig hingegeben. Im Tal der Creuse, in Westfrankreich, malt er 1889 die ernsten Felsrücken über tief eingeschnittenem Flußtal; an seiner normannischen Küste, bald bei Dieppe, bald bei Fécamp und Etretat, arbeitet er am Wasser und in den Klippen – bei jedem Wetter.

Londons Brücken und Venedigs aus dem Wasser steigende Paläste sind ihm dunstumhangene Sujets und werden durch ihn zu so nie gesehenen Bild-Berühmtheiten. Hollands Tulpenfelder und Windmühlen über den Kanälen, Norwegens Schneeregionen ziehen ihn an. Vieles ihm Gemäße – immer Landschaft, meist unbelebt – wird ihm zum Bild, zur »Impression«

zwischen Sonne und Nebel, zwischen strahlendem Tag und tiefer Dämmerung, wobei denn die Gegenstände die festen Formen verlieren, sich in Farbgefunkel auflösen. Der Dramatiker ist bei diesen Unternehmungen, deren Strapazen in Hitze und Kälte sich ausmalen lassen, glücklicher als der Lyriker. Die Bilder von der Belle-Ile, vom düsteren Creuse-Tal, auch die Studien vom winterlichen Norwegen bleiben denen von Bordighera und von Venedig – hier hat er selbst eine Art von Scheitern zugegeben – überlegen. Die Frische, mit der Naturgewalt und Naturform auftreten, die Originalität des Erfassens kennzeichnen auch hier Monets Wesen und Kunst. So hatte niemand vor ihm Brandung, Felsgestein gemalt, auch Courbet nicht. Diese Meisterschaft, das rein Malerische künstlerisch umzusetzen, dem Motiv, das kärglich sein kann, koloristische Steigerungen abzugewinnen, überwältigt schon die ersten Betrachter, als Monet sich entschließt, gedrängt von den Seinen, die Bilder im Atelier von Giverny an den Wänden aufzustellen. Hier wurde dann erkennbar, daß Nah- und Fernsichtmotive sich die unerhörtesten Umdeutungen gefallen lassen, ohne ihre Erkennbarkeit zu verlieren.

Die Reisen bringen zwar bedeutende Bilder-Ernten ein, die auch das Oeuvre entscheidend bereichert haben, aber dem alt werdenden Monet auch die Erkenntnis, daß er die Welt draußen zum Verwirklichen seiner *Idea* nicht mehr braucht. Alles hat er mit seinen Mitteln bewältigt: Strukturen des Festen und Wogenschlag des Unsteten, Durchsichtigen. Der naive Zugriff des Jungen, der Manets »Frühstück im Freien« mit einer großflächigen Kostümgruppe unter Bäumen – wahren Giganten und Heroinen – überbieten wollte, mit Hilfe bald hier, bald dort geduldig modellstehender Freunde, wird von anderen Einsichten abgelöst – der Farbe allein zu geistiger Macht zu verhelfen, die Leinwand mit geordneter Fülle zu durchtränken, so daß die letzte Farbschicht alle unter ihr liegenden noch mitsprechen läßt, was der Betrachter erst wahrnimmt, wenn er dicht vor ein Original tritt, um den Arbeitsprozeß wenigstens von der Oberfläche her zu erfahren.

So werden für Monet die »Bilderzählungen« von 1865 mit ihren durch den Garten fahrenden weißen Gestalten in weitgebauschten Krinolinen und den dunklen, modisch gekleideten Herren entbehrlich, ebenso wie jedes »Modell«, das in Bühnenpose mehr dem Maler als dem im Grase ausgebreiteten Frühstücksmahle zugewendet ist.

Das Malen auf Reisen, immer unter anderem Licht und in anderem Klima, in das er sich zu finden hat, kommt der Arbeit in Giverny zugute. Beruhigt über Augenerlebnisse unter jedem Himmel, wird die Kommodität der Gärten mit doppelter Eindringlichkeit erfahren. Weder Hotelfenster noch

Gondel wie in Rouen und Venedig, weder die von Steinen beschwerte Staffelei nahe der Biskaya-Brandung noch den angefochtenen Standplatz unter Olivenbäumen über südlichem Gestade hat er hier hinzunehmen; er ist in seinem eigenen Reich. Man darf es wohl so sehen: Die »Reisebilder« sind ein Teil des Œuvre, aber doch auch die Antwort Monets auf Fragen des immer größer werdenden Kreises von Freunden, die auf seine Bilder warten.

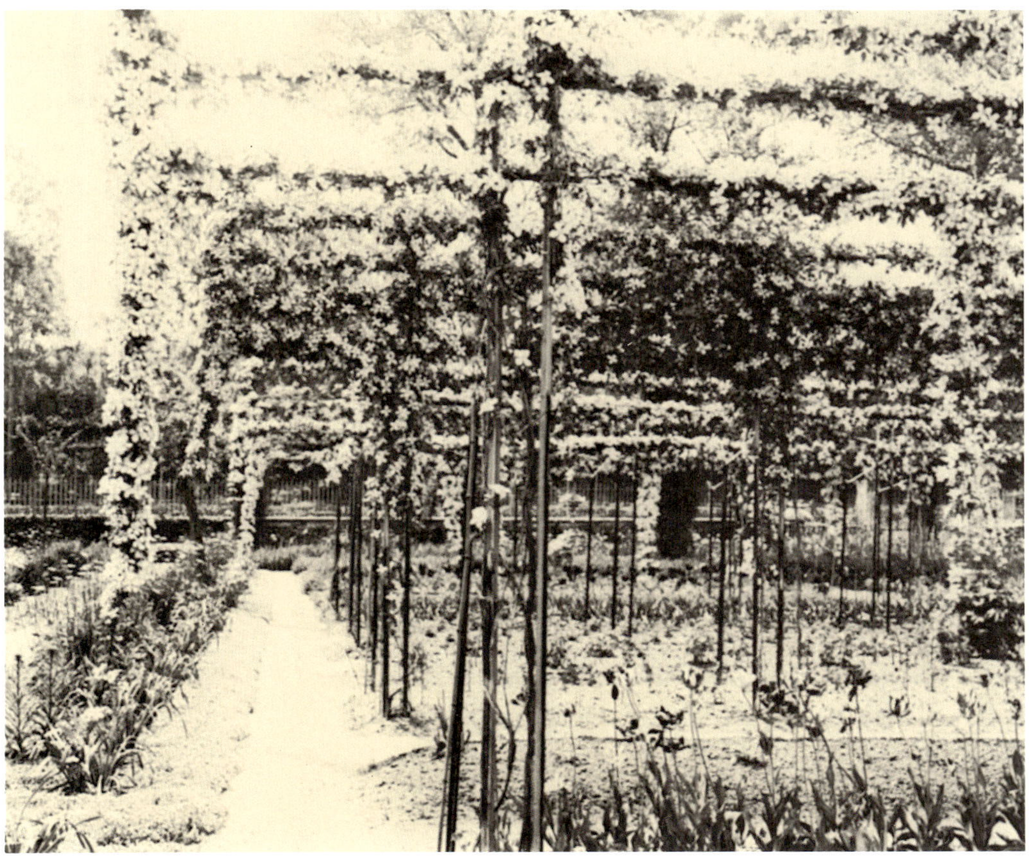

Tulpen und Clematis im Frühling. Collection Truffaut, Paris

Gartenbilder vor Giverny

Gärten und ihre Verwandlung in Malerei beschäftigen Monet so anhaltend wie keinen der Impressionisten. Wie das Wasser, so zieht ihn die Welt der Gärten an, Blumenreviere, in denen sich schon der 25jährige zum Malen niederläßt. Unbelebt meist dargestellt, atmen sie doch die Nähe des Menschen, dessen Hand das Blühen überwacht. Die Schönheit eines Gartenwinkels wird rein erhalten. Kleine Zier- und Hausgärten in ihrer vollen Blüte und Entfaltung auf begrenztem Raum regen ihn an, nichts Spektakuläres und ebenso keine Konvention. Die Motive ergeben sich in einer Anonymität, die dem Lebensgefühl der Epoche entspricht. Weder Marmor noch geschnittene Hecken braucht es, ebensowenig das blauend-dunkle Kohlfeld, das den Malern von Barbizon, wie herbstlicher Blätterfall, kahle Äste und andere die Jahreszeiten kennzeichnende Merkmale, als darstellungswürdig erschien. Sie finden sich auch in den frühen Gartenbildern nicht, nicht einmal in der rauhen Küstenlandschaft der Normandie, der er köstliche erste Bilder abgewinnt.

Die Wärme, den Duft des Frühsommers, die Zeit der hohen Sonne, noch ohne Fruchtschwere und Reife, sie malt er mit immer freierem Verfügen über einen Landschaftsausschnitt, ohne die Bildarchitektur aus dem Auge zu verlieren. Was der spätere »Impressionist« Monet hier schafft, ist schon wie ein »ewiger Sommer der Malerei«.

Farbtafel S. 20

Mit dem »Blumengarten«, wohl um 1866 entstanden, setzt das Thema ein. Topographische Treue geht noch mit dem malerischen Vortrag zusammen, der von scharf sonderndem Licht-Schatten-Spiel bestimmt wird. Die Rosenstöcke stehen vor dunklem Laub, der zu ihren Füßen sich in leisem Halbkreis breitende zweite Blütenkranz von Geranien – so wagt man die ziegelroten Blüten-Tupfen zu deuten – umschließt, zusammen mit einem ihm entsprechenden Halbkreis (hinter dem Maler zu denken), eine Rasenfläche, auf die von links Baumschatten fällt. Blättergrün nimmt das linke Bilddrittel bis an den oberen Bildrand ein, von blauem Sommerhimmel und einem hellen Hausgiebel durchblitzt. Fast verborgen hinter so viel gefälligem Wuchs, läßt sich das schöne Landhaus nur erraten: der Giebel im Dach, das Dach selbst, das breite Gesims, die Fensterläden vom Anwesen der Tante Lécarde in Sainte-Adresse, der Monet nach dem Bruch mit seiner Familie als einziger zeitweilig verbunden bleibt.

Ein höchst anmutiges Bild. Wie viele Maler haben seither mit einem ähnlichen Motiv Furore gemacht, auch die »Stillen im Lande«, die man nur in ihrer Stadt oder in ihrem Landstrich gekannt hat. Ohne jeden örtlichen Bezug ist dieses Gartenbild für den Betrachter »Sommertag« schlechthin, Geborgenheit und Stille, Erinnerung an eine versunkene Muße- oder Lesestunde in einem nicht vergessenen Garten. Wohlige Kühle breitet sich von links her aus, während die wärmende Sonne jede einzelne Rose zur vollen Entfaltung ermuntert hat.

In allen seinen Bildern folgt Monet mit immer mehr verfeinerten Mitteln dieser Sprachgewalt des Lichtes, jener Malkultur, die sein Werk kennzeichnet. Nie ist das Motiv, zufällig oder absichtlich, angeschnitten; es ist der »einzig richtige« und gültige *pars pro toto*-Ausschnitt einer kleinen Welt in Sommerschönheit. Hier ist Monet unbewußt Gegenspieler Degas', den die junge, neuartig die Welt ergreifende Fotografie beschäftigt, der ihre ganz andere »Sicht«, den Ausschnitt, für seine Kompositionen auswertet.

Dem Bilde vom Garten der Tante haftet noch etwas von der Gesittung eines jungen malenden Mannes an, der hier niedersitzen darf, um das kleine Paradies einer liebenswerten Dame auf seiner Leinwand davonzutragen. Er bedankt sich artig, indem er den schönsten Winkel im schönsten Lichte wiedergibt.

Auf Zukünftiges im Schaffen Monets weisen die wenig später, 1872, zweimal gemalten »Fliederbäume« hin, in deren Schatten Damen ruhen. *Farbtafel S. 25* Man saß damals im Rasen, auch Manet hat das gemalt, und Modelle waren jeweils die Ehefrauen oder die Geliebten, ins Geahnte entrückt. Im Pariser Jeu de Paume und im Puschkin-Museum in Moskau werden die unbesonnte und die besonnte Fassung (»Lilas, temps gris« und »Lilas au soleil«) aufbewahrt, durchaus keine zufälligen Bilder, wenn auch in kleinerem Format (50 × 65,7 cm). Hier kündigt sich unübersehbar die »Motivreihe« unter jeweils anderem Licht an. In dem Huschenden, Ausschnitthaften der »Flieder-Szene« steckt etwas von Studie zu einer größeren Komposition, die sich im Atelier vollenden sollte. Blühen ist das Thema, und Bilderzählung hat wenig Raum, aber die Undurchdringlichkeit des Schattenbezirkes erhöht die Pracht der Blütenbäume, die sich zu einem Dach wölben.

Anders im großen Bild »Das Frühstück«. Es müßte eigentlich nach dem, *Farbtafel S. 28/29* was dargestellt ist, »Der Frühstückstisch« heißen, oder »Nach dem Frühstück«; denn die Damen spazieren schon, durch das Laubwerk hindurch erkennbar, etwas entfernt im Garten, während ein am Boden sitzendes Kind, in sein Spiel vertieft, den szenischen Bezug herstellt, so wie der auf der Bank liegende Sonnenschirm und die bestickte Tasche der Besucherin auf eine vorangegangene Szene verweisen.

Tassen sind auf dem liebevoll ausgemalten Tisch-Stilleben zu erkennen, Kanne, Gläser mit einem Rest von Rotwein, dann noch eine Fruchtschale (das »Déjeuner« hat mehrere Phasen). Dem Betrachter am nächsten ist ein geflochtener Beistelltisch, hingemalt, als hätte Monet seinen Beitrag zur Assiette eines Damenfrühstücks im Freien zu liefern, und beinahe mit der Detailbesessenheit Menzels. In dem Korbaufsatz des fahrbaren Tisches emanzipieren sich Früchte und Weißbrot zu einem Stilleben. Von dem Morgenidyll ließe sich eine Geschichte nach jeder Seite hin erzählen, wenn nicht schon hier Licht und Schatten, besonntes und verdunkeltes Blühen dem Anekdotischen den Rang streitig machen würden. Begreiflich, daß dieses Bild dem Publikum gefiel, als es 1876 auf der Internationalen Ausstellung in Paris gezeigt wurde.

Monet hatte den Geschmack der Leute getroffen. Der im Baum hängende, schwarz bebänderte Strohhut, das »Bewohnte« einer Gartenecke nahe dem Haus, die Blumenrabatten, die Fuchsien im Kübel, die hellgewandeten Damen, schon etwas entrückt, auf ihrer Gartenpromenade, aber doch wohl mit wenigen Schritten wieder im verwaisten Vordergrund, das still in sein Spiel versunkene Kind am Boden, im Schatten und wie auf einem Suchbild – das alles spiegelt sommerliche Vormittagsstunde, Gelassenheit, Ruhe in einem durch nichts gestörten Gartenreich von überschaubarer Größe, also eine Geborgenheit, von der Monet zu dieser Zeit nur träumte.

Feine Pinsel tüfteln hier noch an den blau-dekorierten Kaffeetassen, auch am Silber der Kanne, am gelben Weidengeflecht des Serviertisches wie an den Blütendolden der Hortensien und der brennend-roten Geranien. Der Schattenschlag des Baumes, der den weiß gedeckten Tisch trifft, wird weiter links in kleine Inseln zerlegt, die in den hellen Sandweg übergreifen. Selbst das Stabwerk der Sitzbanklehne kommt, Leiste um Leiste, zu seinem Recht. Die frühe Meisterschaft Monets, der kaum die 30 überschritten hat, erweist sich in diesem Bilderreigen, der mit dem Bildnis von Camille im Jahre 1866[22] seinen Höhepunkt erreicht hat.

Das Atelier erlaubte ihm Kleinteiligkeit der Formen und das effektvolle Hell vor Dunkel wie Dunkel über Hell. Noch sind die vielen mit dem Auge abzutastenden Einzelheiten in diesem »Gartenstilleben« tatsächlich ein-

[22] »Bildnis der Camille Doncieux«, auch »La dame à robe verte« genannt, 1866, Öl auf Leinwand, 228 × 149 cm, Kunsthalle Bremen

zeln beschrieben. Ihre schnelle Erkennbarkeit, ihr perspektivisches Hintereinander werden durch zeichnerische Festigkeit bewirkt. Der Maler verhält, der Komponierende hat das Wort.

Geht der Blick von diesem noch behutsam »erzählenden« Gartenbild zu den »Dekorationen« für Schloß Rottenbourg bei Montgeron, nicht weit südlich von Paris, so scheint es, als habe Monet sich erst mit diesen vier stattlichen, als Zimmerschmuck gemeinten Leinwänden vom Atelierton befreit.

Ernest Hoschedé hatte den Auftrag dazu für den großen Salon in seinem Landsitz erteilt. 1876, als Monet im Park von Schloß Rottenbourg zu malen beginnt, ist Hoschedé ein unermeßlich reicher Mann, Schloßherr, Sammler, Mäzen, auch der jungen Impressionisten, ein Freund der Künstler, die gern um ihn als Gäste sind, dort auch wohnen, vor allem Monet, dem solche Unterstützung bitter nötig ist. Als Hoschedés Reichtum zusammenbricht, als er Rottenbourg und seine Schätze aufgeben muß und seine Familie verläßt, als er sich verzweifelt noch einmal – vergeblich – in bessere Tage zu bringen sucht, gehen die Leinwände den Weg aller herrenlosen Bilder: Auf Zwangsauktionen zuerst versteigert, wechseln sie später mehrmals den Besitzer, bis zwei von ihnen in die Eremitage, das der weißen Puter im Park von Rottenbourg in den Jeu de Paume und das am meisten erzählende der Jäger bei der Treibjagd in den Kunsthandel kommen.

Ein »Dahlien« genanntes unter den vier Panneaus mit tiefblau blitzendem See zwischen bewegtem Laubwerk von Büschen und Stauden entfaltet die Schönheit einer Sommerszene am Wasser wohl am reinsten. Monet läßt, seiner Mittel sicher, bei diesen »Dekorationen« in Bildgestalt dennoch nichts zerfließen. Es muß berückend gewesen sein, im Salon von Montgeron zu verweilen, Auge in Auge mit diesen Landschaften, die aus einem Wandstück leuchten, das sich ins Freie zu öffnen scheint.

»Die Puter« im Park des breitgelagerten Schlosses, dessen Front im Hintergrund erscheint, beschreibt den feudalen Lebensraum von Rottenbourg. In höchst malerischer Staffelung gibt Monet die urtümlichen, eifrig pickenden Tiere in einer Skala von kühlem, bläulichem Weiß bis zu lichtdurchfluteter Gefiederhelle an. Er wagt hier eine für ihn ungewöhnliche Komposition: Sozusagen über die Puter hinweg fällt man ins Bild. *Farbtafel S. 36*

Die Pariser Ausstellung im Jahre 1980 hat die vier Bilder noch einmal – nach hundert Jahren – zusammengebracht, wobei es die vierte »Dekoration«, ein etwas vergrauter Teich mit seiner Randvegetation, am schwersten hatte; nur die lebhafte Spiegelung im Wasser verrät Monets Können.

Schon diese Bilder zeigen, wie gering Monets Neigung ist, an der Darstellung der menschlichen Gestalt festzuhalten. Mit Camilles frühem Tod verschwindet sie aus seinen Leinwänden, um nicht wiederzukehren oder doch nur schemenhaft und allenfalls im Porträt von wenigen »Originalen«, wie dem Père Paul, dem Wirt und excellenten Koch in Pourville an der Küste, wo der Maler sich im Februar 1882 einquartiert hatte.

Farbtafel S. 53

Mit einer Berühmtheit, dem »Garten in Vétheuil«, im Sommer 1881 entstanden – von Monet fälschlich auf 1880 datiert –, einem Glanzbild der National Gallery of Art in Washington, schließt die Betrachtung der »Gartenbilder vor Giverny«.

Eine Huldigung an die Sonnenblumen könnte man dieses Bild nennen: Auf den Betrachter läuft ein stark abfallender Gartenweg zu, auf dessen Stufen eine hell gekleidete Frau und ein Kind im Halbschatten der hohen Stengel mächtiger Sonnenrosen zu erkennen sind; ein zweites Kind neben einer kleinen Schubkarre am Fuße der Treppe: Michel Monet und Jean-Pierre Hoschedé, die Jüngsten eines hier durch Not und Tod zusammenwachsenden Familienverbandes, nachdem Camille in jenem schlichten Haus, das sich über dem Garten hoch oben andeutet, zwei Jahre zuvor gestorben ist.

Je zwei bepflanzte Zierkübel mit blauem Dekor säumen in einiger Feierlichkeit den Pfad, der zur Seine herab auf den Maler zu führt – ein Bild sommerlicher Heiterkeit. Leichte Wolkenfetzen stieben über den tiefblauen Himmel, dem hier eine nur schmale Region zugemessen ist. Aber Monet hat mit diesem sonnenwarmen Bilde eigentlich nur im Sinn, die flirrende Hitze über und zwischen den »Rädern« der Sonnenblumen mit aller Liebe und Sorgfalt auszumalen. Bald sind die tiefbraunen Kerne inmitten der gelben Blütenblattkränze wie dunkle Augen auf den Betrachter gerichtet, bald nur, seitlich abgedreht, zu ahnen. Sie thronen über einer wahren Wildnis von blau-grünen Blattfladen. Dichte und Undurchdringlichkeit zu beiden Seiten des Weges nehmen mit dem Anstieg des Geländes zu. Vorn deutet der Wiesenzipfel einen Gartenplatz an, der die Monets und die Hoschedés aufnehmen konnte, entfernt genug von der Hausenge. Auch müssen hier die Boote im Wasser liegen.

Farbtafel S. 48
Farbtafel S. 44, 45

Nach den Bildern vom Treibeis auf der Seine nebenan, dem Dorf Vétheuil, dem Monet mit seiner Palette alle Winterstumpfheit genommen hatte, ist dieser Garten wie die Abkehr vom Anonymen: Sein kleines grünes Reich zeigt sich in aller Blütenpracht. Noch müssen ein paar Kübel und die Sonnenblumen die Wirkung machen, aber sie sind wie ein Versprechen auf Giverny.

Motivsuche und Arbeitsweise

Der Stiefsohn Jean-Pierre Hoschedé hat vor 20 Jahren, aber wohl noch aus lebhaftester Erinnerung, geschildert[23], was es für Monet bedeutete, mit einem Motiv zum guten Ende zu kommen, nachdem er im Hin- und Herschreiten, im Prüfen und Visieren mit halbzugekniffenen Augen den Standort bestimmt hat, von dem aus es zu malen lohnen könnte. Unvermittelt, bei einem Spaziergang in der Landschaft oder im Garten, verfällt er in eine Art von Spannung, wie sie den Jäger beim Gewahrwerden des Wildes ergreift. Schnell nacheinander angezündete und wieder weggeschleuderte Zigaretten zeigen seiner Umgebung an, daß ein Motiv von ihm Besitz ergriffen hat mit der Heftigkeit eines Überfalls. Jede andere Regung erstirbt; denn die Sorge um das Bewältigen setzt schon hier ein, ehe die Feldstaffelei aufgestellt und Leinwand und Malzeug schnell herbeigeschafft sind. Wird diese Beleuchtung noch einmal wiederkehren, am nächsten oder übernächsten Tag, wo er jetzt doch nur eine knappe Stunde an der Arbeit bleiben kann? Das wandernde Licht nimmt den Effekt des erwählten Augenblicks mit sich fort, für diesen Tag unwiederbringlich.

Man muß diese Minuten-Genauigkeit Monets beim Malen wohl ganz wörtlich nehmen, diese Hochachtung vor der unaustauschbaren Größe des inspirativen Augenblicks, dem er sich mit einer solchen Konzentration ausliefert, daß tiefe Erschöpfungszustände die Folge sein müssen, auch Depressionen, wenn er glaubt, den angestrebten Effekt vielleicht nicht ganz erreicht zu haben.

Immer wieder herausgefordert durch ein erspähtes Motiv, mißt er seine Kräfte mit dem Zauberer Licht, mit der Stille der Luft, die plötzlich von einem Windhauch durchfahren wird, der die Blätter regt, ihre andersfarbige Unterseite hervorkehrt und die Vision zerstört. Wer sich, wie Monet, unter das Gesetz des alles bestimmenden Lichtes stellt, gerät in noch ganz andere Nöte – bei allem Genie – als die der Motivsuche. Das Werk der Reife weist aus, wie oft ihm die Verwandlung eines Augeneindrucks, draußen in der Natur, am Wasser, in die Sprache der Malerei gelungen ist, aber es verrät nicht, wie oft er scheiterte. Und indem man über diese

[23] Jean-Pierre Hoschedé (1877–1961), Claude Monet, ce mal connu – Intimité familiale d'un demisiècle à Giverny de 1883–1926, Genf 1960, S. 107ff.

Lebensarbeit nachdenkt, über die gelassene Heiterkeit der Gartenbilder, die eine Augenweide geblieben sind, werden sie – losgelöst vom Motiv – zum Übermittler einer Art von Botschaft des Künstlers, der sich allein von der Idee bestimmen läßt, mit jedem Bilde einen neuen Entschluß zur Farbe zu fassen und ihm Ausdruck zu geben.

Als seine zweite Frau Alice im Jahre 1911 stirbt, glauben die Menschen seiner Umgebung, daß Monets Tatkraft erloschen sei. Befeuernde Naturen wie Clemenceau und Geffroy aber bringen unbeirrt und aus tieferer Kenntnis von Monets Wesen mit Entschiedenheit vor, daß dieses Werk – nun wesentlich auf Seerosen-Studien für das »Nymphaeum« konzentriert – nicht beendet sei, daß er sich nicht ganz »ausgedrückt« habe (»parce qu'il n'avait pas fini de s'exprimer«)[24].

[24] Jean-Pierre Hoschedé, a. a. O., S. 136

Dieser Forderung beugt sich Monet, rafft sich erneut auf und vervollkommnet die große Vision, wobei der »Tröster« Garten, indem er Monets Trauer aufzusaugen scheint, sich mehr und mehr mit der Rolle eines einzigartigen Ateliers im Freien zufriedengibt. Die Bäume umschließen dieses Atelier in immer stattlicherer Höhe und Dichte. Der in die Leinwände einziehende Farbenrausch der spätesten Jahre ist dann wie ein grandioses Aufbegehren gegen erlöschendes Augenlicht.

Farbtafel S. 2/3, 140–142

Zur Arbeitsweise Monets noch weiter: Die in tiefem Schweigen schnell und behend geleistete Arbeit an der Staffelei, mit der sich ein subjektives Lichterlebnis mitteilt, rechnet ursprünglich nicht mit der Welt draußen, sie bringt Monologe, »Selbstgespräche in Farbe« hervor, und nichts als dies, keinen bedeutungsvollen Augenblick, keinen »großen Gedanken«, was weder Monets Auffassung von Kunst noch den Ideen der Epoche entsprochen hätte; »des Gedankens Blässe« ist der blühenden Farbe gewichen – das ist die ganze Philosophie des Impressionismus. Darin liegt aber auch das Geheimnis der unverwelklichen Wirkung der Bilder von Giverny, die oft nicht einmal bis zu den Rändern ausgemalt sind. Auch das Skizzenhafte ist als »finales Kunstwerk« zugelassen, es gehört zum Wesen impressionistischer Malerei, seit Monet. Die Augenempfindung entlastet den Gedanken, und Bekennertum wird von genialem Sehen abgelöst. Die »Undeutlichkeit« des aus Farbinseln und Farbgeflimmer erbauten Bildes wird zum Prinzip erhoben, da es sich für den zurücktretenden Betrachter von selbst zu schönster Erkennbarkeit zusammenfügt.

Wenn das immer wechselnde Wetter der Normandie mit seinen »Überfällen« Monets Arbeit im Freien, selbst im Garten, auch viele Male unterbrochen hat, so verdankt man doch diesem »Eingriff von Oben« die Fülle der Bilder, Ergebnisse der immer neu ansetzenden »Batailllen« mit

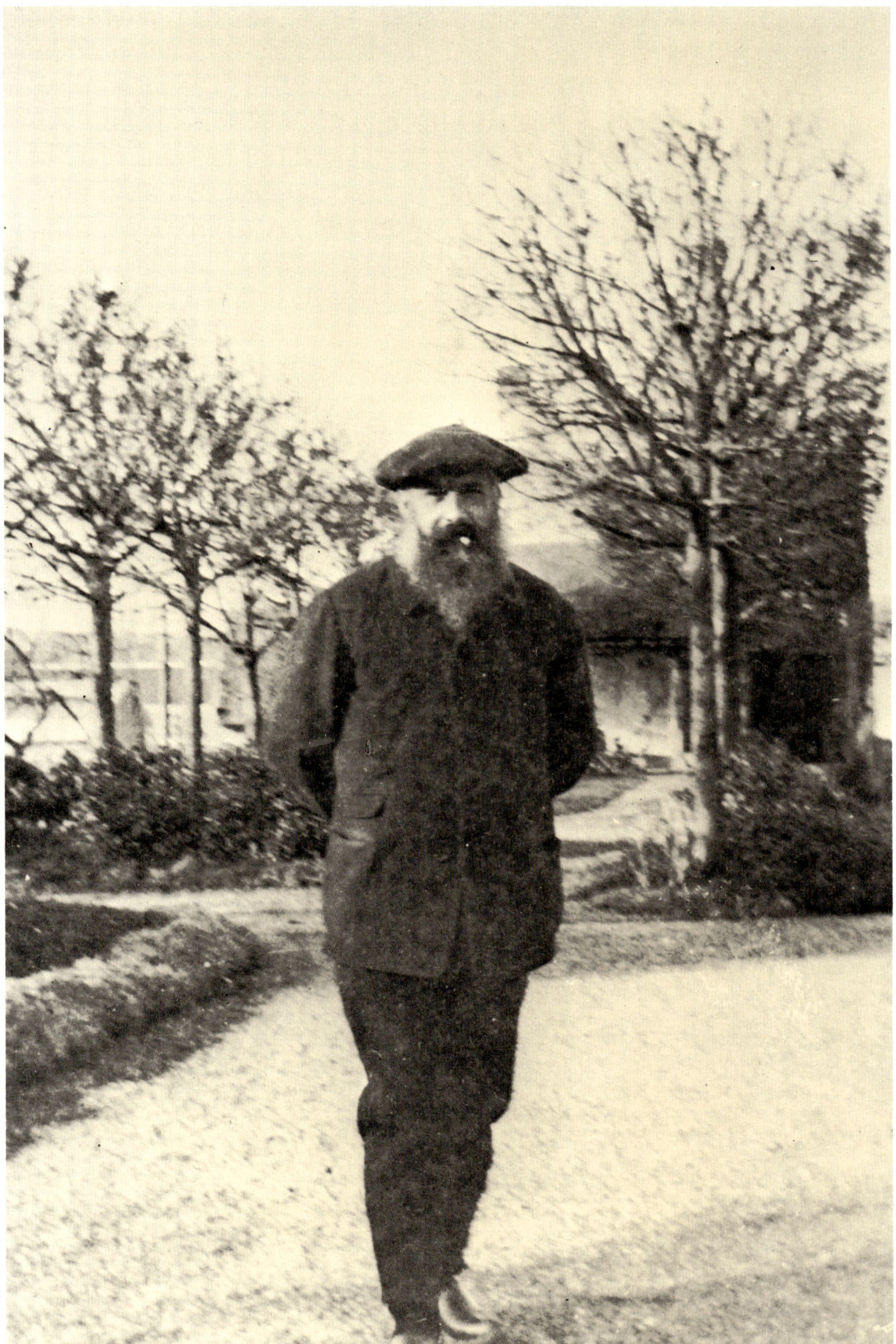

Monet in seinem Garten im Winter, um 1895. Collection Durand-Ruel, Paris

der Natur. Monet nimmt die Herausforderung stets an, gerade weil er sich nicht zufriedengibt, vor allem nicht mit sich selbst. Die Widrigkeiten haben aber auch in diesem Manne selbst gelegen, der seine Lebensfröhlichkeit wohl immer erst wiedergewinnen mußte. Nicht der sich gelassen ertragende Typ des großen Künstlers ist mit ihm auf den Plan getreten, auch nicht der nur von Schaffensunruhe behelligte, sondern der schöpferische Mensch der Moderne, der sich über lange und oft zu lange Zeit selbst den Auftrag zu geben hat, von niemandem ermuntert, bis sich nach Hungerjahren mit jener Verspätung, die schon mit Verbitterung zusammenfallen kann, sein Sehen und Schaffen als prophetisch erweist.

Monets Werk von Giverny hat dieses Schicksal nicht erfahren. 30 Jahre nach seinem Tode, als die großen Studien zum »Nymphaeum« in die Welt hinaus entlassen wurden, als der Sohn Michel sie »freigab«, ist es sogar zu dem großen Mißverständnis gekommen, von dem schon gesprochen wurde. Monets Motive sind nicht im Kopf entstanden, sondern ganz normannisch, dörflich-real: am Teich, den der Ru von Zeit zu Zeit mit frischem Wasser versorgt, dicht neben den Wiesen mit ihren Kopfweiden, in denen die Eulen nisten. Dort hat das seinen Ursprung, was Monets Visionen vom Garten verwirklicht.

Läßt man das riesige Werk Monets, in seinem Garten und später im dritten großen Atelier geschaffen, eine Bilder-Ernte von Jahrzehnten, im Geiste an sich vorüberziehen, so bedauert man seine Verstreutheit. Georges Clemenceaus brennender Wunsch war es gewesen, schon die Bildreihen der Heuhaufen – zu allen Tageszeiten, sommers und winters gemalt und zu immer neuen Lichtereignissen erhoben – wie die der Pappeln als Zyklen beieinander zu lassen, um sie auch so auf Dauer auszustellen. Sie verloren sich dennoch schon bei ihrem ersten Erscheinen in Paris gegenseitig aus den Augen, da verschiedene Sammler sie erwarben. Was sie vorbereiteten, gerade die schlanken Schäfte der Pappeln, bald kalt-blau, bald flammendgelb, hat sich im Garten von Giverny vollendet: Nicht mehr die vielfältigen Aspekte eines Bildthemas wie des Treibeises auf der winterlichen Seine, sondern das Einheitliche fesselt jetzt Monet, indem er sich selbst hier zum Mittelpunkt eines Szenariums macht, wo die Motive ihn wartend umringen. Nicht mehr den Standort, sondern nur die Blickrichtung hat er zu wechseln und oft nicht einmal sie. Er muß sich am Seerosen-Teich neu beweisen. Viele Male zuvor, die Wiesen durchwatend, hatte er Natur in ihrem sommerlichsten Kleide zu erobern. Jetzt ist er fixiert.

Abb. S. 120
Farbtafel S. 68, 69, 71
Farbtafel S. 64–66

Der Garten wird Malerei

Wege, Bäume, Gräser – Blühende Gartenwildnis

Die von Iris besäumten Wege im »Clos Normand« mit ihren vielen klar geordneten Farbzonen leiten schwelgerisch die Malerei im Garten ein. Dichte des Blühens überwältigt Monet. Und beinahe im Übermaß mutet er sich Arbeit zu, an Leinwänden, die schon auf wenigen Quadratzentimetern die Farbphantasie des Ganzen ahnen lassen. Ihr Gefunkel erinnert an einzelne Fenster des nahen Chartres. Die Darstellung solcher Pracht, dieses wahren Prunkens mit reich orchestrierter Farbe hat in dem auch hier wieder zyklisch auftretenden Thema »Gartenweg« um die Jahrhundertwende ihren Höhepunkt. Vorangegangen sind ihm erste Visionen der japanischen Brücke – noch ohne das überkragende und die feine Bogenform verbergende Glyzinengewucher mit seinen blaßvioletten Dolden. Gefolgt werden diese Gartenweg-Bilder von der ersten Folge der Seerosen-Inseln auf dem Teich.

Farbtafel S. 80, 84/85

Farbtafel S. 123

Farbtafel S. 133–136

Monets einziges Lebensgesetz tritt jetzt noch deutlicher hervor: Arbeit bis an die physischen Grenzen. Man wird an Emile Zola erinnert, mit dem es nach dessen Roman »L'Oeuvre« zum Bruch gekommen ist wegen – nach Monets Empfinden – allzu deutlich erkennbar werdender, ihn betreffender biographischer Züge. Zola aber war es, der in einer »Rede an die Jugend«, die er in eben diesen 90er Jahren gehalten hat, sagte: »... Arbeit. Bedenken Sie, daß sie das einzige Gesetz der Welt ausmacht. Das Leben hat keinen anderen Zweck, keinen anderen Existenzgrund, wir alle entstehen nur dazu, um unseren Anteil an Arbeit zu verrichten und dann zu verschwinden.«[25]

[25] Zit. nach: Egon Friedell, a. a. O., S. 401

Das hat auch Monet genügt, bis zu seinem beinahe letzten Tag. Dem durchaus unpathetischen Sohn der Normandie waren alle Heilsgedanken fern; Arbeit, ohne sich zufriedenzugeben, war ihm wirksamer Schutz gegen den Überschwang an Worten, mit dem man ihm, dem Alternden, nahezukommen glaubte. In ihnen lag für ihn die Gefahr der »Betäubung«; denn die schwülstigen Hymnen der sein Werk dithyrambisch beschreibenden Zeitgenossen sind über dessen selbstverständliche einsame Größe weit

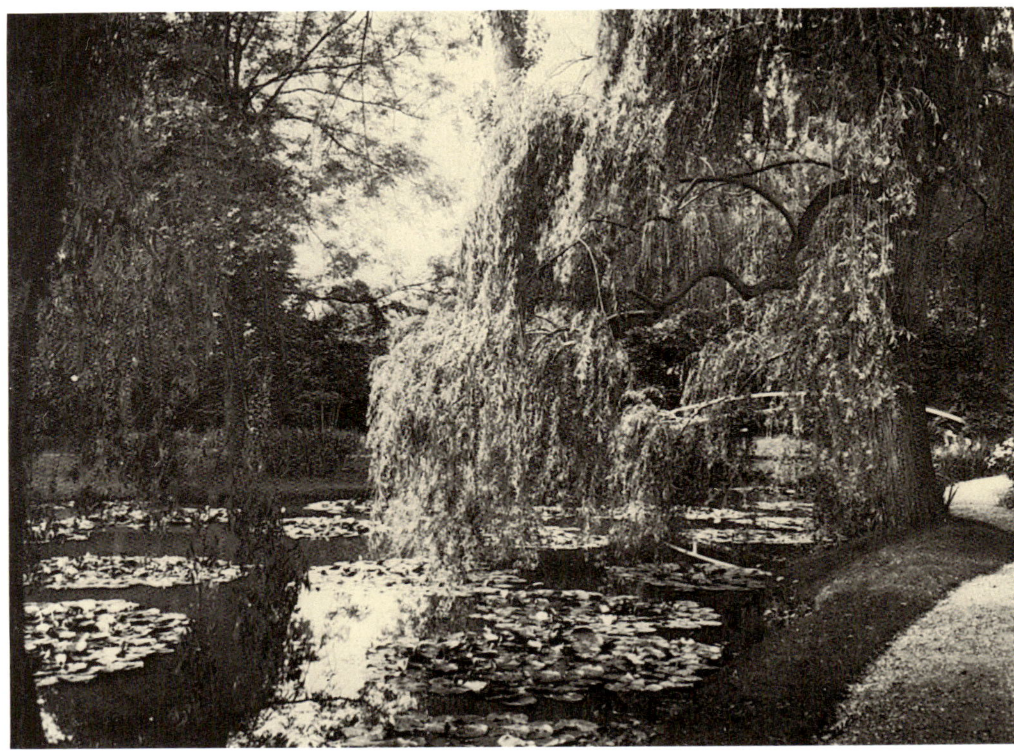

Die Trauerweide am Seerosen-Teich

hinausgegangen und haben dieses Reife- und Spätwerk sogar über Jahrzehnte hin verdächtig gemacht. Nur die zuerst bissigen Kommentare der Presse suchen hier »Bodennähe« zu halten. Monet brauchte sie geradezu, um sich mit Grund zu erzürnen, »unchristlich« sogar. – »Unchristlich« seitab vom geweihten Gräberfeld des Dorffriedhofes von Giverny, am abfallenden Weg, hat denn auch die Grabstätte der Monets – Hoschedés ihren Platz, wo auf Claude Monets Grab nur ein einfaches Namenstäfelchen verweist, eines unter all den vielen anderen. Der Maler Jacques-Emile Blanche[26] hat mit leisem Schaudern an Monets Begräbnis gedacht und es als das »unheimliche Ende des ungläubigen Einzelgängers, ohne Glocken, ohne Gebete, ohne Weihrauch« bezeichnet (»lugubre fin de solitaire incroyant, sans cloches, ni prières, ni encens . . .«). Aber diese sentimentalische Schau seines späten Endes trifft nur das, was Dorf- und Stadtneugier sich von dem Leichenbegängnis eines berühmt gewordenen Mannes erwarteten. Monets Sinnen galt dem »Diesseits«, dem Paradies seiner Gärten.

Die Vertrautheit mit Baum und Strauch, mit jeder Staude, jedem Rosenstock, auch den Ziergräsern am Ufer von Bach und Teich, das tägliche aufmerksame Beobachten unzähliger Blüten unter der plötzlich

[26] Jacques-Emile Blanche (1861–1942), französischer Maler und Kunstkritiker, in: La Revue de Paris, 1. Febr. 1927, S. 562

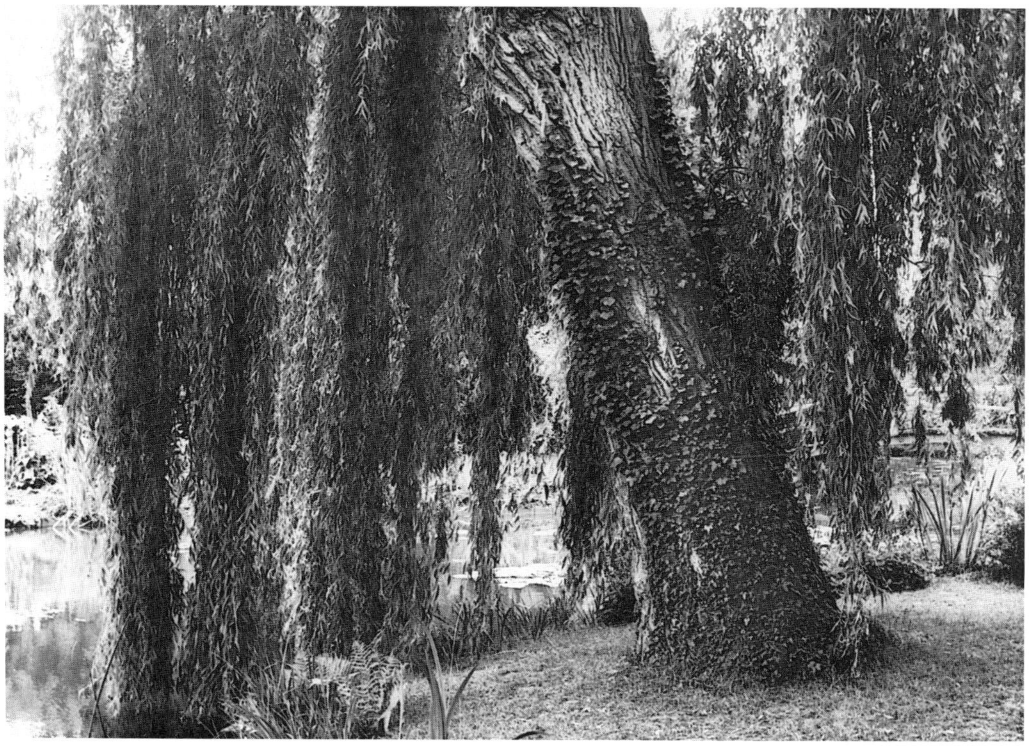

Die Trauerweide heute

aus den Wolken hervorbrechenden Sonne macht ihn mehr und mehr fähig, selbst einzelne Pflanzen in ihrer Eigenart zu erfassen. Selten werden jetzt in den Gartenbildern, mit denen er sein Lebenswerk beschließt, die rein landschaftlichen Motive, der See mit seiner poetischen Wegführung am Ufer entlang und ebenso die Rosenbögen im »Clos Normand«, selten auch, daß die Randzonen mit den hohen Bäumen um den Weiher, wie – etwas phantastisch – im Bilde von Grenoble, zum Sujet erhoben werden und die Wildnis eines Naturparkes suggerieren. Der Nahblick allein entspricht seinen Vorstellungen; er erlaubt seine Vision zu verwirklichen: die Natur als Farbe zu sehen und dies der Leinwand spontan anzuvertrauen. Das geschieht – wie angedeutet – auf die Weise, daß er die Farben nicht mehr auf der Palette mischt, sondern sie rein aufträgt. Nur so ließ sich die von ihm immer wieder beschworene »Augenblicklichkeit«, als Ergebnis unendlicher und aufreibender Mühen, erreichen.

Farbtafel S. 118

Die Kunstfreunde müssen von dem in Malerei umgesetzten Entzücken Monets, das Blütenbild seiner Gärten mit geschwinderem Pinselschlag auszudrücken, bald genug mit erfaßt worden sein; denn nur wenige Studien bewahrt das Musée Marmottan in Paris noch, wohin der Sohn Michel den

Nachlaß gegeben hat. Die meisten Bilder sind in andere Sammlungen und Museen eingezogen und sprechen mit ihrer geordneten Pracht immer neue Generationen von Betrachtern an, ohne daß diese wohl noch von dem berühmten, vereinfachenden Wort Cézannes wissen: »Nicht wahr, der Himmel ist blau; sehen Sie, und das hat Monet entdeckt.« Er meinte in Wahrheit den Reichtum an Farbe. Selbst die Schatten werden zu Farbe; Schwarz und Grau sind verschwunden. Das ist das eigentlich Überwältigende an den Bildern, die in Giverny entstehen, daß aus ihnen alles getilgt ist, was in die Welt des Düsteren gehört.

Der Impressionist Monet, der Maler des Lichtes, wie sein Wirken pathetisch genannt worden ist, überliefert mit seinem Sehen, also folgerichtig, das entfaltete Blühen der Gärten, nicht das Knospen und ebenso nicht das Welken – nicht das Noch-nicht und nicht das Nicht-mehr der Farbe. Wie er der Natur »die Zügel anlegt«, indem er sie nicht in ihrer ursprünglichen Wildheit beläßt und den Seerosen-Teich immer spiegelblank wünscht, so bringt er Geduld genug auf, die langen Monate eines normannischen Winters, der blumenlosen Zeit, bis zum ersten Frühling zu ertragen, bis er seinen Leinwänden auf der Staffelei aufs Neue gesehene Farbereignisse anvertrauen kann. Welchen Erfahrungsschatz er auf solche Weise »en plein air« gewinnt, haben die späten Panneaus, die für das »Nymphaeum« der Pariser Orangerie entstandenen Studien in stattlicher Größe ausgewiesen.

Der »Zuchtmeister« wünscht die Reinheit des Blühens freilich nur in dem der Erde und dem Wasser nahen Bereich, die Bäume – seine Freunde –, die sein Gartenrevier gegen die Wiesenlandschaft hin säumen und als Windharfen die Rosenbögen schützen, entfalten sich frei in den Himmel. Und große Bestürzung herrscht bei allen Bewohnern des »Pressoir«, als der Sturm eine der beiden Trauerweiden am Wasser umgerissen hat.

Versenkung ins Einzelne

Malend wird Monet doch nicht zum Botaniker, so sehr er Form und Eigenart von Blüten und Gräsern »auswendig weiß«. Ob sein Blick auf einen einzelnen Blütenzweig fällt, auf eine Gruppe gelber Lilien am Wasser oder tiefblauer, feinblättriger Iris vor wolkigem, nicht näher beschriebenem Blau oder rosig am Teich, auf die blaßvioletten Agapanthus mitten in bläulich-grünem Gewoge – es sind Zeugnisse einer Farbphantasie von seltener Kraft, nicht Pflanzenstudien eines Gartenliebhabers.

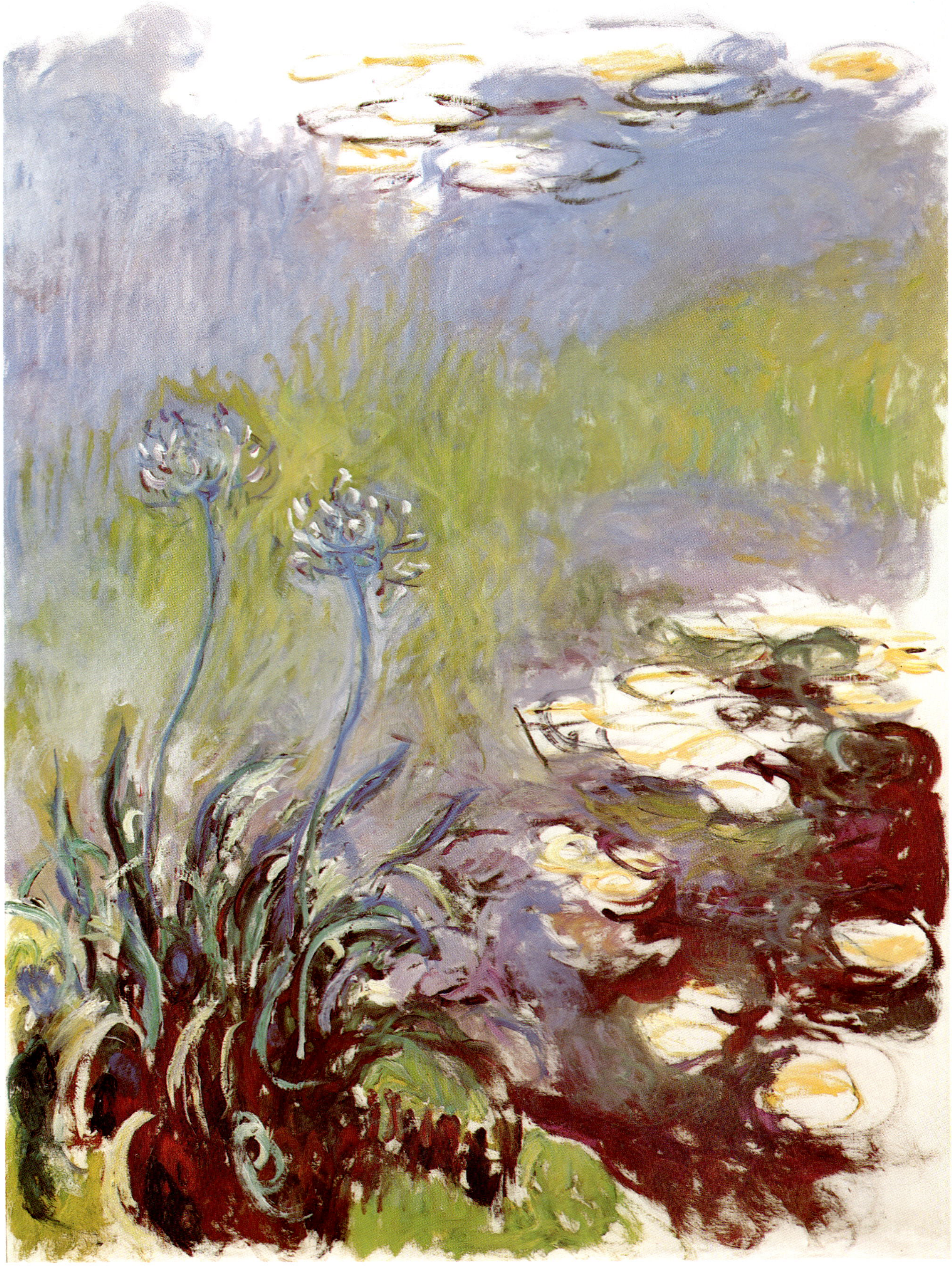

Blaue Tuberosen. Um 1918–25

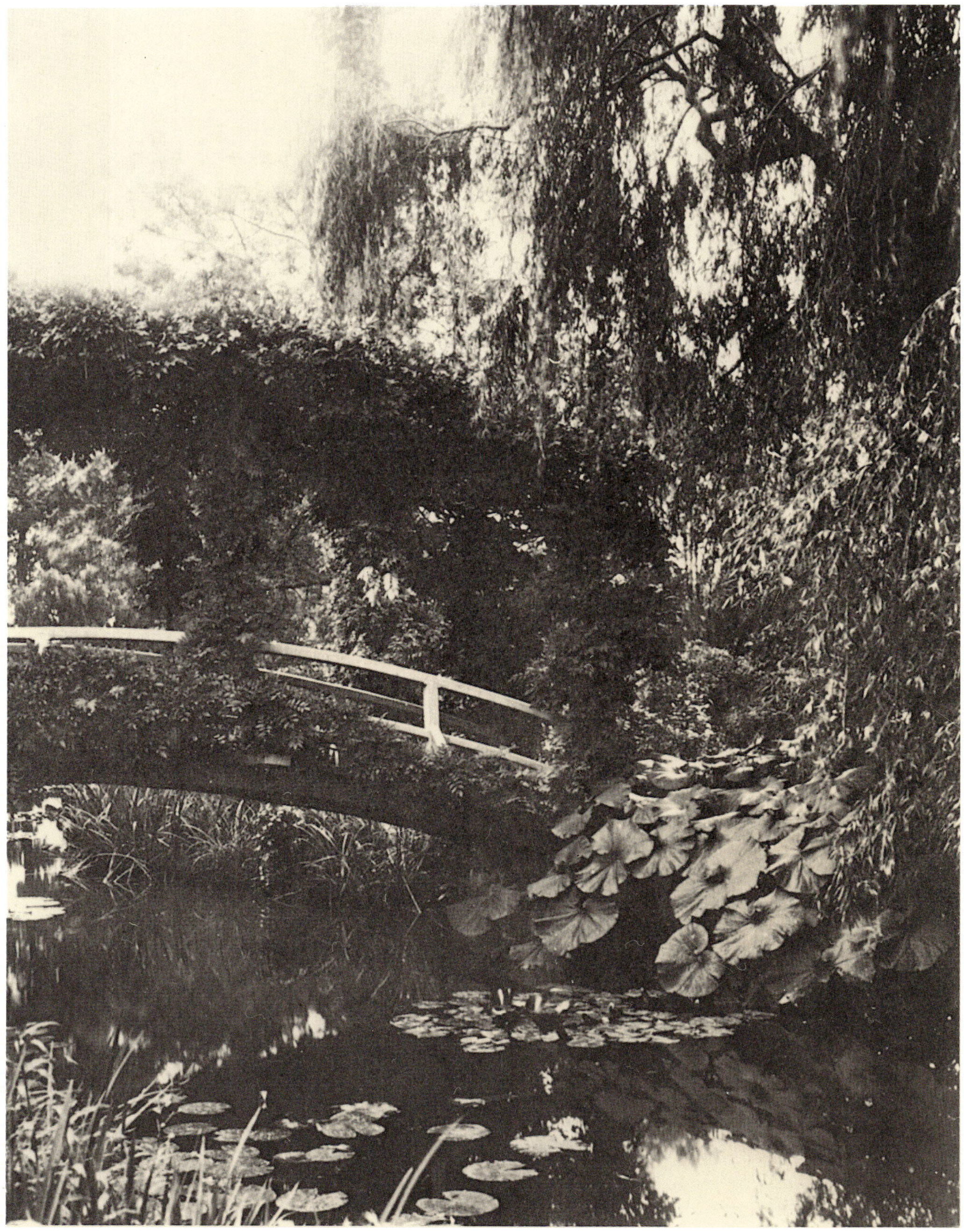

Die japanische Brücke, überwuchert von Glyzinen; auf der Wasseroberfläche die großen runden Blätter des Pestwurzes. Collection Truffaut, Paris

Bewegungsströme gehen durch die schwertartigen Blätter der Wasserlilien, durch gelb aufflammendes Gras, in Bücheln und bisweilen wie grüngolden niedergehender Regen, bald über tiefes Ultramarin, bald über ockeriges Gelb, bräunliches Violett oder ein Smaragdgrün hinweggreifend – nie als Fläche, sondern aus unzähligen Pinselschlägen übereinander gewonnen: Wasser. Manche Blüten lassen sich auch nur erraten, ihre Farbfackeln vor kontrastierenden Fonds nehmen das aufblitzende Weiß des Malgrundes zu Hilfe, wenn die Studie die Helle hier und zwischen dem tiefdunklen Blattwerk fordert.

Und indem er die feinbefiederten »Bälle« des Agapanthus, »der blauen Blume Afrikas«, zu den dichtesten Punkten einer Komposition macht, kehrt er den Farbklang geradezu um: Hell vor Dunkel oder Hell über Dunkel, wobei es in einer Skala zwischen Weiß, Violett und tiefgesättigtem Ultramarin bleibt, mit vielfältigem Grün, von durchleuchteter Wärme bis zum tüpfelweise eingetragenen kalten Meergrün. Und keine Farbe »herrscht«, sondern bezieht ihre Kraft aus dem kontrapunktischen Verhalten zum Nachbarn. *Farbtafel S. 115*

Mit solchen Studien, denen sich noch der fast 80jährige widmet, tritt Monets Kunst in die Region des Meditativen ein. Auch geistig fern von seinen einstigen Mitstreitern, die andere Wege gehen, engt er die Überredungskraft des Motivs so sehr ein, daß es seine pflanzliche Gestalt nahezu aufgibt, um in einem Fluten farblicher Harmonien aufzugehen. Wenn er sich über das Wasser neigt, am Ufer des Baches und des Teiches, stellen sich ihm Visionen ein, die in eine Naturmystik münden. Es ist nun ohne Belang, ob er solche Leinwände vor der Natur vollendet oder in dem lichtdurchfluteten großen Atelier. Sie gleichen mehr Akkorden, zwar von einem Natureindruck ausgelöst, nicht aber ihm folgend. *Abb. S. 120*

Der Garten ist vergessen, und der Himmel schickt Licht für farbige Träume, aus denen sich »Vegetation« bis auf ein paar mit blauen Schatten unterlegte Rispen und Blattranken zurückgezogen hat. Violette Iris-Flocken schweben über dichterem Blau, darüber leise orangefarbene Schleier, eingewoben in einen »Klang«. Die poetische Kraft der Malerei triumphiert über die Natur, während sie dem flüchtigen Augenblick Dauer in Schönheit verleiht. Das Bildviereck nimmt künstlerische Erfahrung, ein Erlebnis auf, das erst viel später aus der Eingesponnenheit eines Sommertages von Giverny in die Welt hinaustritt: kein Dokument eines Einfalls, kein »Gartenstück«, kein gelungener Versuch zum Detail, sondern Verwandlung in die höhere Daseinsform von Kunst. *Farbtafel S. 140, 141*

Bei dieser Versenkung in das Walten des Lichtes über dem Garten in allen seinen Winkeln und Blüteninseln leistet Monet, wie schon in der Landschaft, die harte Arbeit des Ersinnens, und dies in einer Art von bedrohlich-schweigender Besessenheit. Verdrossenheit verläßt ihn wieder, wie sie ihn befallen hat, wenn sich eine Vision nicht verwirklichen will. Wir wissen nicht, wie viele Bildentwürfe er dem Feuer übergeben hat, und nicht

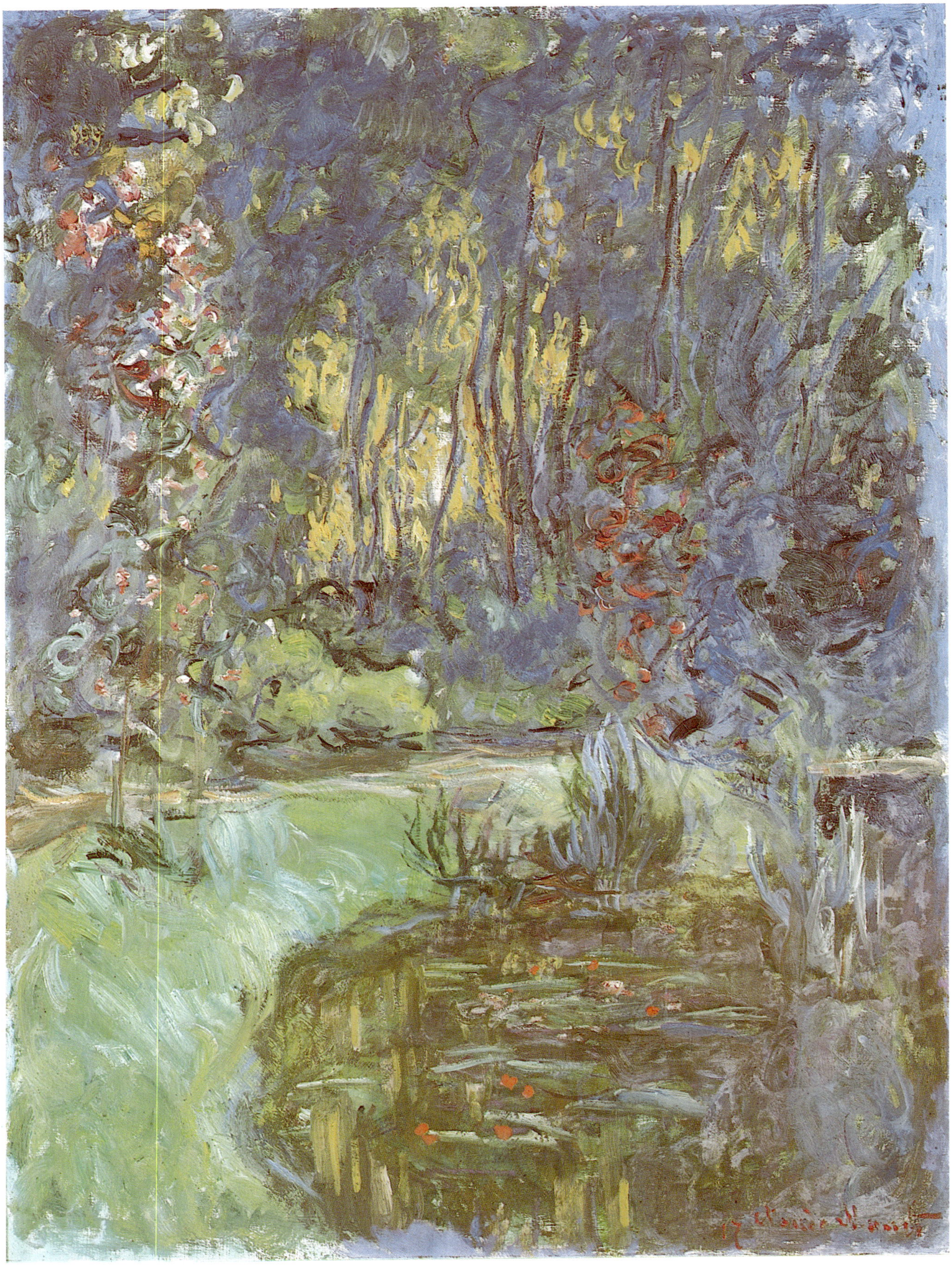

Der Garten in Giverny. 1917

einmal, ob das nicht nur Legende ist. Daß er an die Grenzen dessen stößt, was er von seinem Können fordern darf, erweisen am ehesten diese Studien, aus denen er verbannt hat, was dem Betrachter schmeicheln könnte, nämlich die Erkennbarkeit, Verständlichkeit, kurz: das Eingängige. Fernöstliche Besucher werden sich aus einer eigenen alten Sehgewohnheit an solchen »Etüden« wie den aus dem Himmel »tropfenden« Zweigen und Blütendolden der Glyzinen am ehesten entzündet haben, weil sie wohl ihren Meister Hokusai wiederzufinden glaubten. Hier ist das dekorative Element zu höchstem Rang gebracht. Und der Gedanke Monets an die Fortführung solcher schwebenden Motivketten leichtester Bildung werden von diesen Erfindungen her am ehesten nachvollzogen: idealer Bildfonds, aufgehobene Perspektive, pastellhafte, flüchtige Pinselschrift, Schwerelosigkeit.

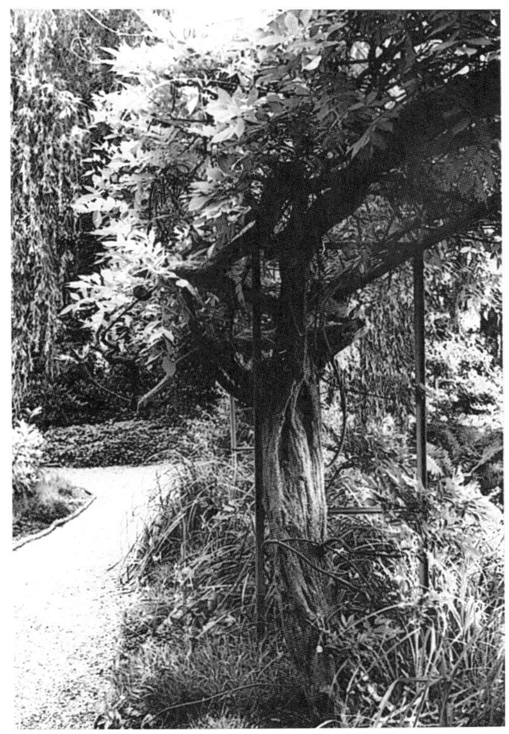

Glyzinen-Baum aus Monets Zeit

Farbtafel S. 2/3

In der Tat hat er solchen »Farbgehängen« in einem unvorstellbaren Schaffensprozeß an immer größer werdenden Leinwänden lange Zeit Aufmerksamkeit geschenkt. Pflanze und Blüte, Wachstum und sein Ort im Garten sind ganz in Malerei aufgegangen. Die Pinsel schaffen sich ihre eigene, bald abkürzende, bald ausführlich erzählende »Schreibweise«. Verständlich, daß hier die »Kunst ohne Gegenstand« seit Kandinsky in Monet so etwas wie den Vorkämpfer zu erkennen glaubt, während er selbst sich nur den Weiterungen seiner Farbphantasie überlassen hat. Die blassen Glyzinen, die, gegen die Bläue des Himmels zart durch den Bildplan gesponnen und in der Spiegelung des Wassers noch wiederkehrend, zu vielen und immer kühneren Versionen führen, sind freilich auch mit der prägnantesten Besonderheit der Gärten von Giverny verknüpft: der japanischen Brücke.

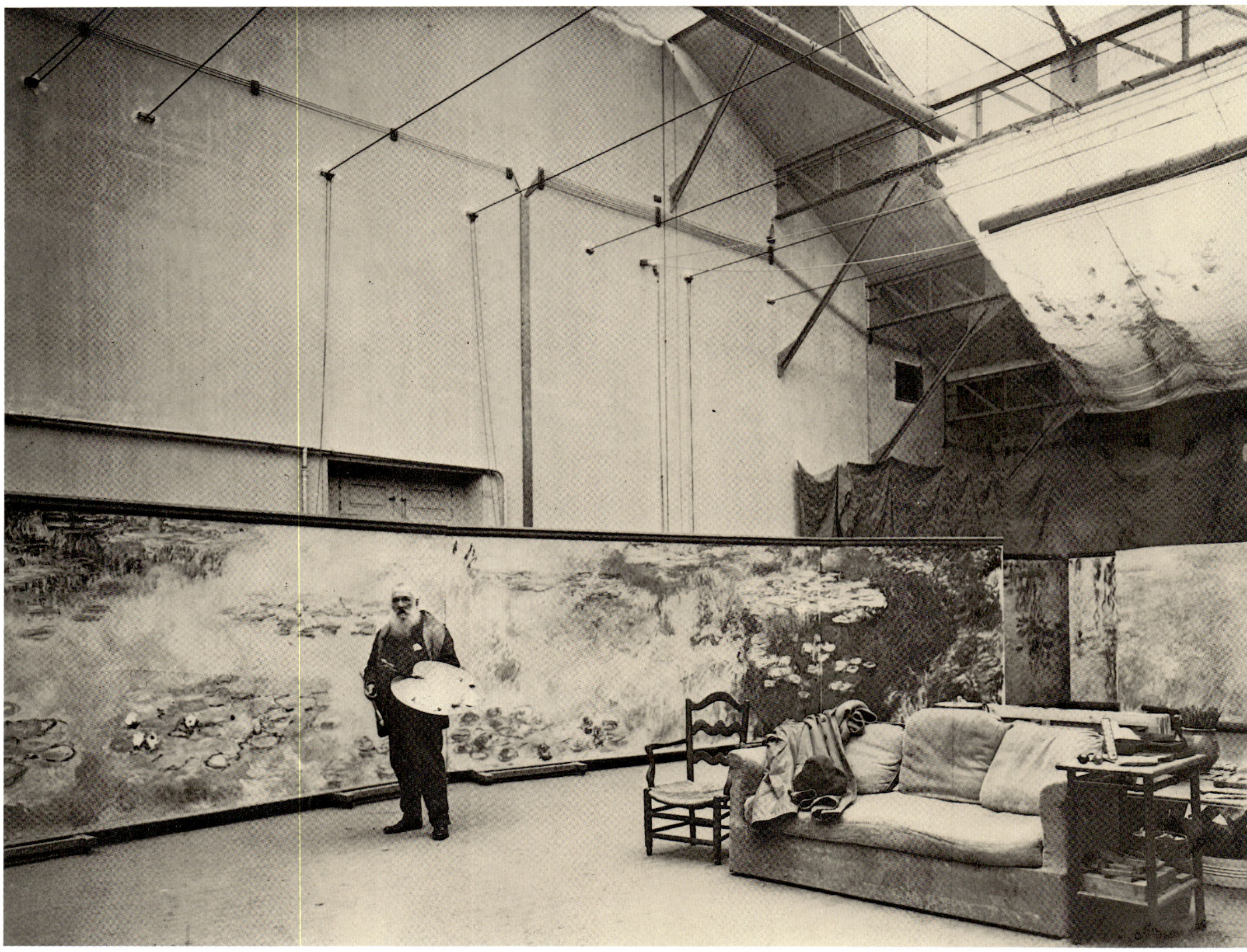

Monet in seinem dritten Atelier vor dem »Nymphaeum«, um 1920. Foto: Michel Monet. Collection Durand-Ruel, Paris

Vorgegebene Kunstform – Die japanische Brücke

Schon seit den Tagen von Argenteuil, als er von London und von den Niederlanden 1871 zurückkehrt, sammelt Monet die in Paris erstmals auftauchenden japanischen Farbholzschnitte, die – von Manet bis zu dem Spätling des Japonismus, Vincent van Gogh – eine Woge des Entzückens auslösen und den Stil mancher Maler verändern, weil sie als eine bis dahin unbekannnte Bildwelt mit sich aufhebender Raumtiefe das Sehen revolutionieren.

Die Wohnräume des Hauses im Garten von Giverny schmücken sich also mehr wie selbstverständlich und ausschließlich mit diesen nun gerahmten Farbholzschnitten – so wie sie auch heute wieder dort erscheinen. Die Inspiration zur japanischen Brücke, die sich in genauer Verlängerung des Hauptweges vom »Clos Normand« über den westlichen Abfluß des Teiches schwingen sollte, entstammt Darstellungen dieser bestaunten, ganz anderen fernöstlichen Welt. *Abb. S. 23*

Seltsam genug nimmt sich auf den frühesten erhaltenen Fotografien das in sanftem Bogen übers Wasser greifende Gebilde aus. Kraftvoll und doch leicht, wenn auch durchaus fremdartig in dieser Landschaft der nach französischer Art ausgeästeten Pappeln und Weiden mit ihren trostlos wie Finger in den Himmel weisenden nackten Stämmen, schwingt die Brücke zu den Wasserlilien und wilden Iris hinüber, denen Monet bald exotische Lilien, allerlei Wasserpflanzen, Bambus und Gräser hinzufügt, als er 1892 die Vision des Teichgartens Wirklichkeit werden läßt – ein Motiv von hohem malerischen Reiz, wie sich erweisen wird, auch wegen des Blicks auf das Wasser, vom leicht erhöhten Platze aus. Immer wieder lassen sich Gäste und Freunde, auch hinzugetretene Verwandte – als die Töchter und Söhne heiratsfähig werden – auf der Krümmung der Brücke in einem kleinen Reigen verständlicher Eitelkeit sehen. Aber das ist zu einer Zeit, wo dieses »Wunder von Giverny« schon den Glyzinen seinen Rang abgetreten hat und sich seine gezimmerten Bögen hinter deren bizarrem Geäst verbergen. *Abb. S. 88, 97*

Monet malt die Brücke, diesen wahren Schreinermeisterstolz, vor 1910 viele Male vom Wasser aus, ganz immateriell als freie, dreifache Bogenform, von Bildrand zu Bildrand schwebend, allenfalls auf einer Seite von den hohen Ziergräsern des Ufers aufgefangen. Von sonorem, ertrinkendem Blau zu lichtem Gelb oder durchsichtigem Grün »verfärbt« sich die ihr aufgetragene Malermeisterfarbe, das absichtlich naturferne scharfe »Monet-Grün« von Giverny; denn sie nimmt an der malerischen Verzauberung teil, die sich des Wassers, der Seerosen-Inseln, der Gräser am Ufer, der Zweige der Trauerweiden, des dichten Baumwerks dahinter – als abschließender Kulisse – bemächtigt. Bald ist sie wie visionäres Stabwerk in grünliche Schleier gehüllt, unüberschreitbar entrückt, bald kräftig von Licht und Schattenschlag vor dunklen Laubmassen markiert, über schwimmende Blütenfelder hinweggleitend, die ihrem graziösen Bogen mit verkühltem Blau-Violett antworten. Bald steigt und fällt ihre Wölbung durch ein immer wieder umspringendes Lichtgefunkel auf dem Wasser und im Blättergewirr darüber, bald schwingt sie wie eine nächtliche Traumbrücke *Farbtafel S. 123*

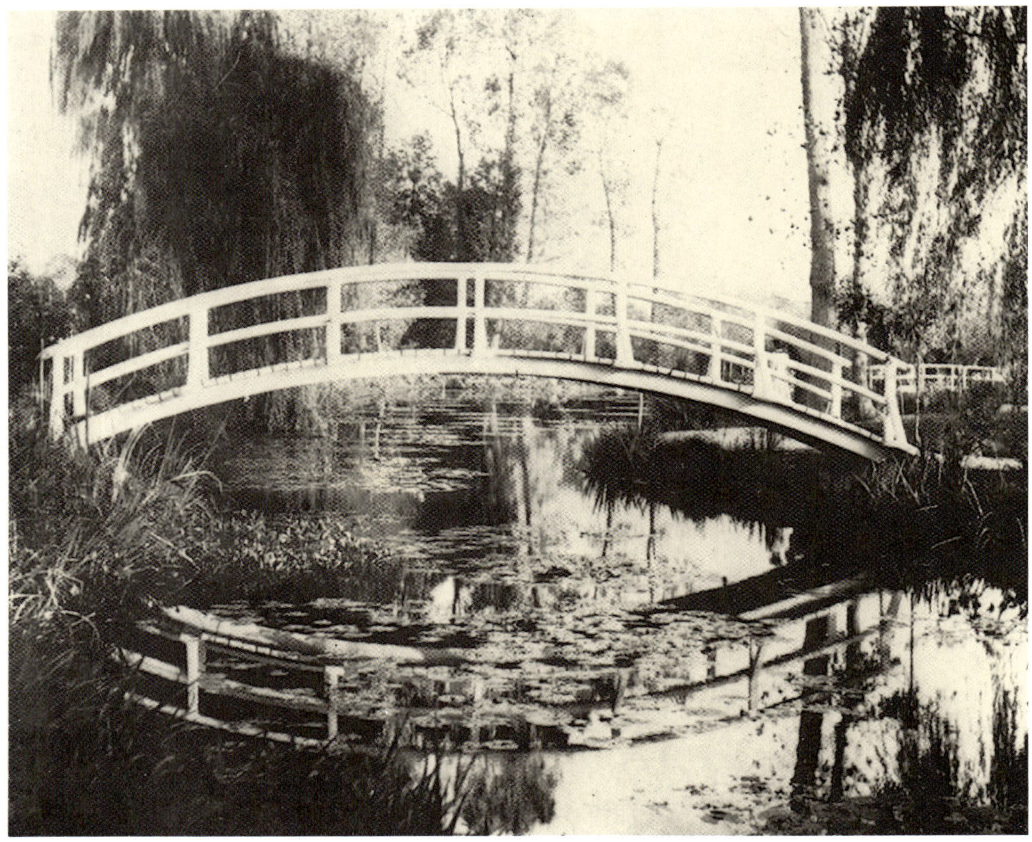

Die japanische Brücke über den Seerosen-Teich, 1902. Collection Piguet, Paris

in tiefem Blau über die Bildbühne. Nur einzelne Partien blitzen auf im blütenbedeckten Wasser und in den Zweigen der Trauerweiden, die wie golden niederfallende Fontänen sind, auch im Ufergras, während rosafarbene Seerosen-Kelche kühl und wie Ornamente auf ihren Blattellern ruhen: Unwirklichkeit. Rotbraun verdunkeltes Wasser dämmert aus der Tiefe herauf, nur in kurzen Intervallen von den gespiegelten Farbsträhnen der Trauerweiden, der »Saules pleureurs«, wie sie dort so lautmalerisch heißen, einmal unterbrochen.

Ein ungeheures Beobachtungspensum hat Monet sich damit aufgeladen, den Stimmungsgehalt dieses Motivs auszuschöpfen. Noch ist es, als gebe ihm die japanische Brücke mit ihrem festen Geländer, mit den Stützen und deren perspektivischer Verdoppelung beim Schrägblick vom Ufer aus den gewünschten Halt. Das Oben und Unten, der aufgehende Wuchs über dem Wasser, das »Idyll« am Ufer, auch mit den wirren Gräsern, rahmt und kreist die Wasserfläche ein, auf der sich die eigentlichen Ereignisse seiner

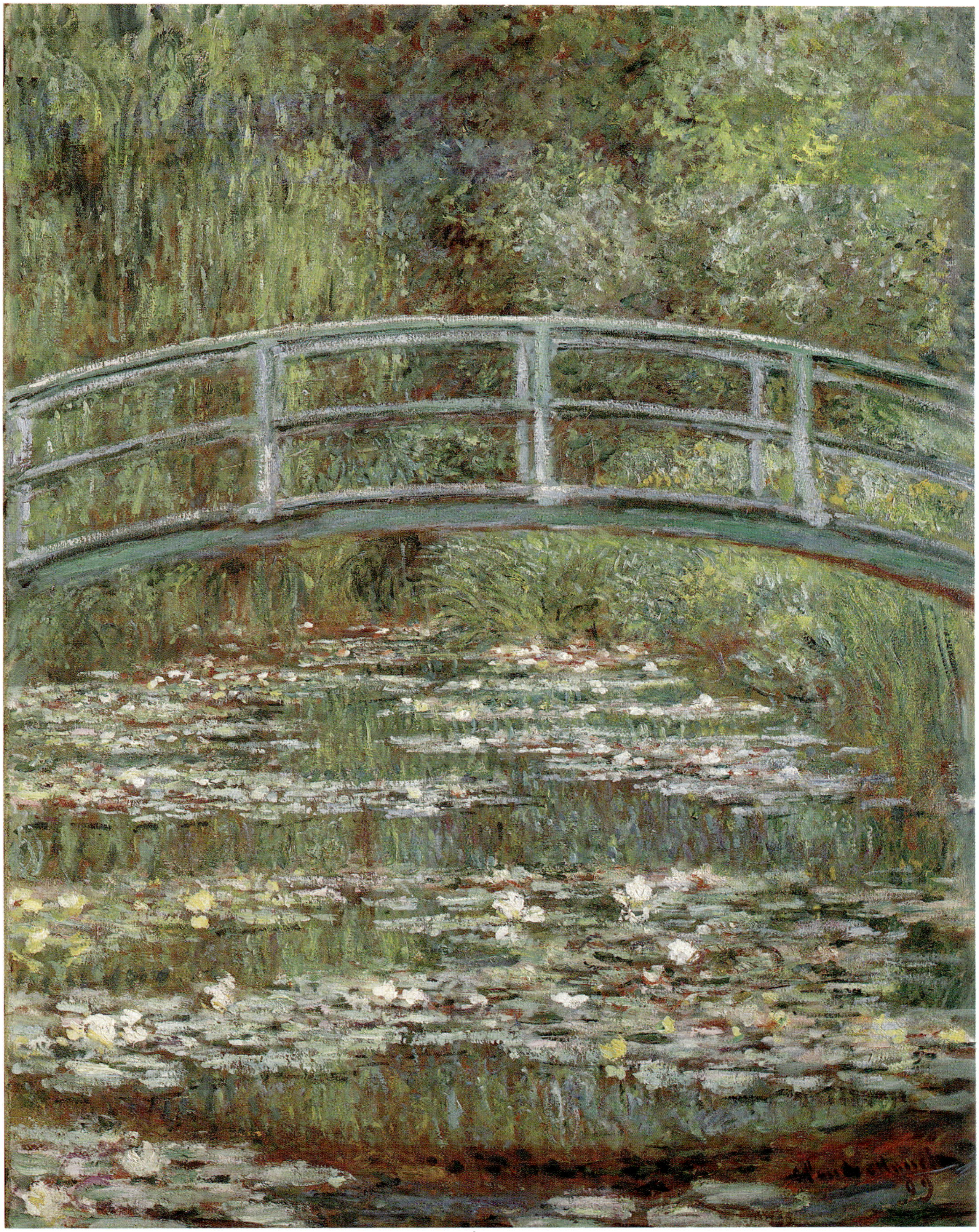

Brücke über den Seerosen-Teich. 1899

Malerei, seiner äußersten »Inventionen« abspielen werden, bis eines sehr späten Tages ihm das Augenlicht versagt und er sich – nach geglückter Operation – einem wahren Farbenrausch überläßt, in dem die – nun überrankte – Brücke nur noch schemenhaft durch wahre Gluten zieht.

Farbtafel S. 48

Wie einst das Treibeis bei Vétheuil fasziniert ihn – nun in einem »ewigen« Sommer – die blumenbestückte Oberfläche des Wassers; »la nappe d'eau« (die Wasseroberfläche) tritt bei den Brücken-Bildern nur soweit hervor, als ihr senkrechtes Farbschraffenspiel dem Auge die Blatt- und Blüteninseln zu sondern hilft, die Monet zu seinen Juwelen erhebt. Nahezu unvorstellbares Mühen der pinselführenden Hand eines einzelnen Malers wäre da nachzulesen, hätte man alle Brücken-Bilder noch einmal beisammen. In einer Reihe von Fassungen dieses immer vom gleichen Platz angegriffenen Themas behauptet sich am unteren Bildrand ein energisch angegebener Gegenschwung zum Brückenbogen, als antwortender Schatten und wie das Versichern, daß die Ufer zur Wirklichkeit des Teichgartens gehören.

Monets Kunst verliert hier die Verbindung zu zeitgenössischer Malerei. Bonnard und Roussel[27] werden solchen Bildfindungen geistig näherrücken als der späte Pissarro, den der Pointillismus Seurats eine Zeitlang beschäftigt hat. Monet ist nun der Einzelgänger, der Vollender impressionistischen Sehens, wie er dessen »Erfinder« gewesen war.

[27] Ker Xavier Roussel (1867–1944), französischer Maler

Noch einmal: Der Garten von Giverny hat diese Entscheidung nicht zu Tage gebracht, sondern der Künstler hat sich mit ihm in wohl einzigartiger Weise in der modernen Kunst das Medium geschaffen, durch das seine Malerei ihr letztes Wort findet. Hier hat – ein Glücksfall, durch beträchtlich anwachsenden Wohlstand gefördert – ein Areal geduldig seiner geharrt. Daß es nur dem Genie geantwortet hat, zeigen die dürftigen Versuche seiner malenden Umgebung, die getreue und begabte Blanche Hoschedé ausgenommen.

Abb. S. 122

Als vorgegebene Kunstform hatte der japanische Steg nur in der Kahlheit der ersten Stunde Befremdliches gehabt. Der »Spleen« des Malers ist nichts anderes als künstlerisches und ebenso ausgeprägt praktisches Vorausdenken: Hätte Monet einen geraden Steg übers Wasser schlagen lassen, so wäre es nicht ohne Mittelstütze abgegangen, um eben nach Art der Bauern einen Bach trockenen Fußes zu überqueren, wie seit Rembrandts Zeiten (man denke an die berühmte Radierung »Die Brücke beim Landgut Six« von 1645). Indem er den japanischen Brückenschlag wählte, schuf er mit dem freien Durchblick auf die größere, dahinter liegende Wasserfläche – nach dem Lichteinfall und dem Stand der Trauerweide muß er von der westlichen Verengung her gemalt haben – zugleich die einzige vorstellbare leichte Form des Konstruktiven, und ebenso ausreichend fremdartig neben den »Nymphéas«, die das wirklich Beherrschende der Region werden, aber nicht geradezu als heimisches, normannisches Teichgewächs zu bezeichnen und auch weit und breit rund um Giverny nicht anzutreffen sind.

Rosenbögen

Um das Wasser, das er neben dem Wiesenbach Ru mit dem Teich zur Ruhe bringt, kreisen Monets Gedanken anhaltend. Sie lassen ihn meditierend auf seiner Ruhebank unter den Rosenbögen am südlichen Anlegeplatz für den flachbödigen Nachen immer neue, zuerst noch »konventionelle« Motive ausfindig machen. Die überwachsenen metallischen Bögen für die einfachen Kletterrosen, deren Errichtung er der von »Natur« und Naturzustand besessenen Familie abtrotzt, sind hier die zweite Kunstform neben dem Steg. Auch sie haben sich in erster Stunde wie starrende Skelette über dem Hauptweg des oberen Gartens und später am Weiher gespreizt und wenig Poetisches ahnen lassen. Aber geschwindes und vielsprossiges Wachsen der Kletterrosen überzieht sie bald und überformt sie zu wahren Dornröschenlauben.

In einem Bild von 1913 hat Monet die Rosenbögen, übers Wasser gesehen und auf die Weidenkoppeln des trockengelegten Sumpfes zu, und ihr Spiegelbild vor hellem, dunstigem Himmel gefaßt – eines der seltenen Motive, in denen eine gewisse Süße und Märchenhaftigkeit mit enthalten ist, was die sonst strengen Farbexerzitien kaum zugelassen haben. Wie aber hier die in leichter perspektivischer Verschiebung in die Tiefe der Landschaft hinein gegebenen zierlichen Triumphbögen aus Rosen sich inmitten von lauter Blühen am Ufer, Bäumen und Büschen in laue Luft erheben und wie ihr leichterer und lichterer Spiegel im Wasser erscheint, von Seerosen-Inseln nicht behelligt – das ist Monets »Rokoko«. Es greift mit seinem Schmelz und seiner Schöne bis zu Watteau zurück, ohne die nicht einmal erinnerten oder leise mitgedachten galanten Gestalten einer versunkenen Epoche und so vor jedem Anachronismus bewahrt, der in dieses reine Bild einer Kunst-Natur, eines gezügelten und doch zu angestammten Formen entfalteten Wachsens und Erblühens hätte einbrechen können.

Farbtafel S. 126

Einem solchen Garten durch Malerei zu huldigen, hätte geringere Geister verführt. Monet erhob den gespiegelten Rosenbogen ohne sonstige

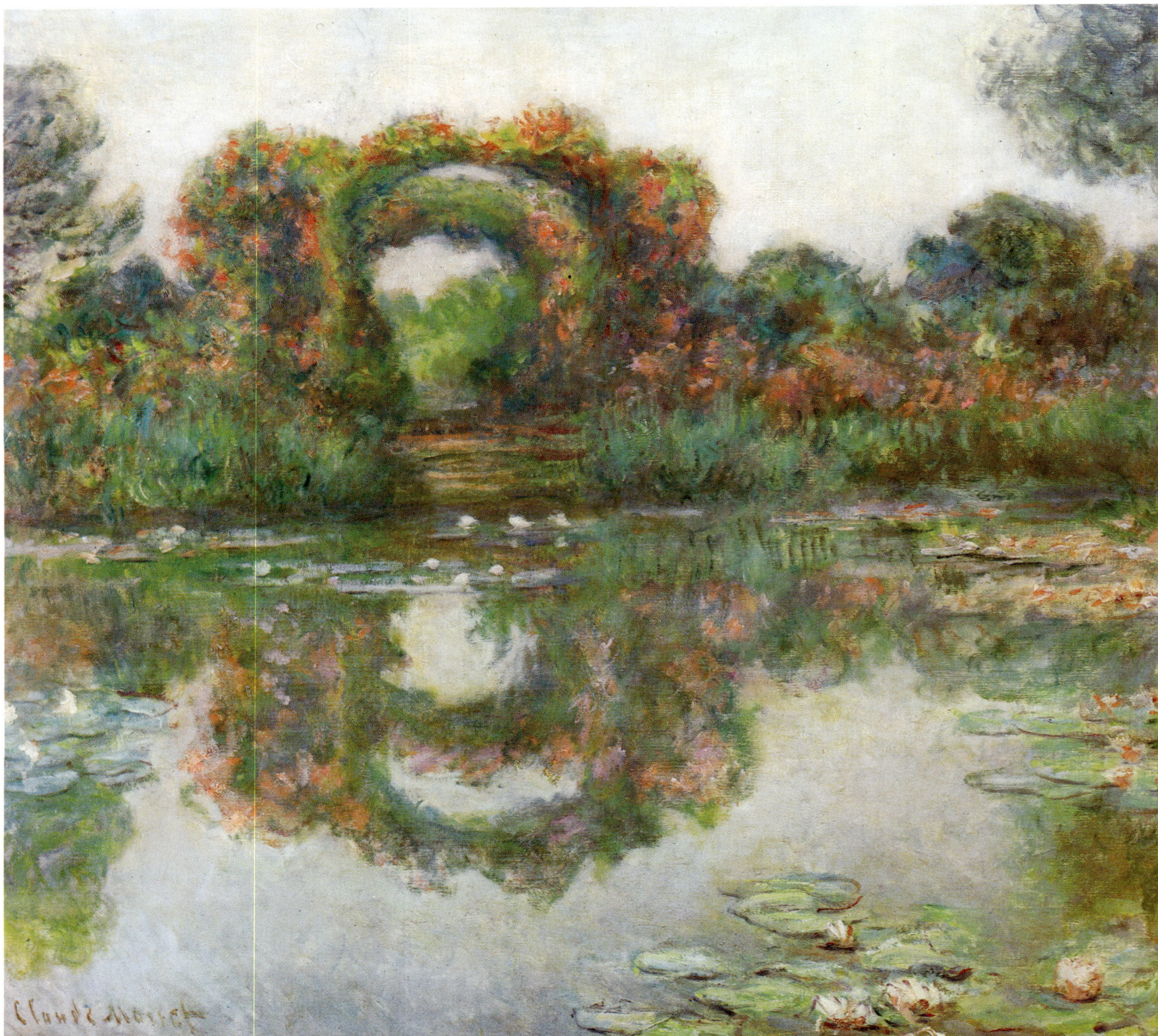

Die Rosenbögen. Um 1912

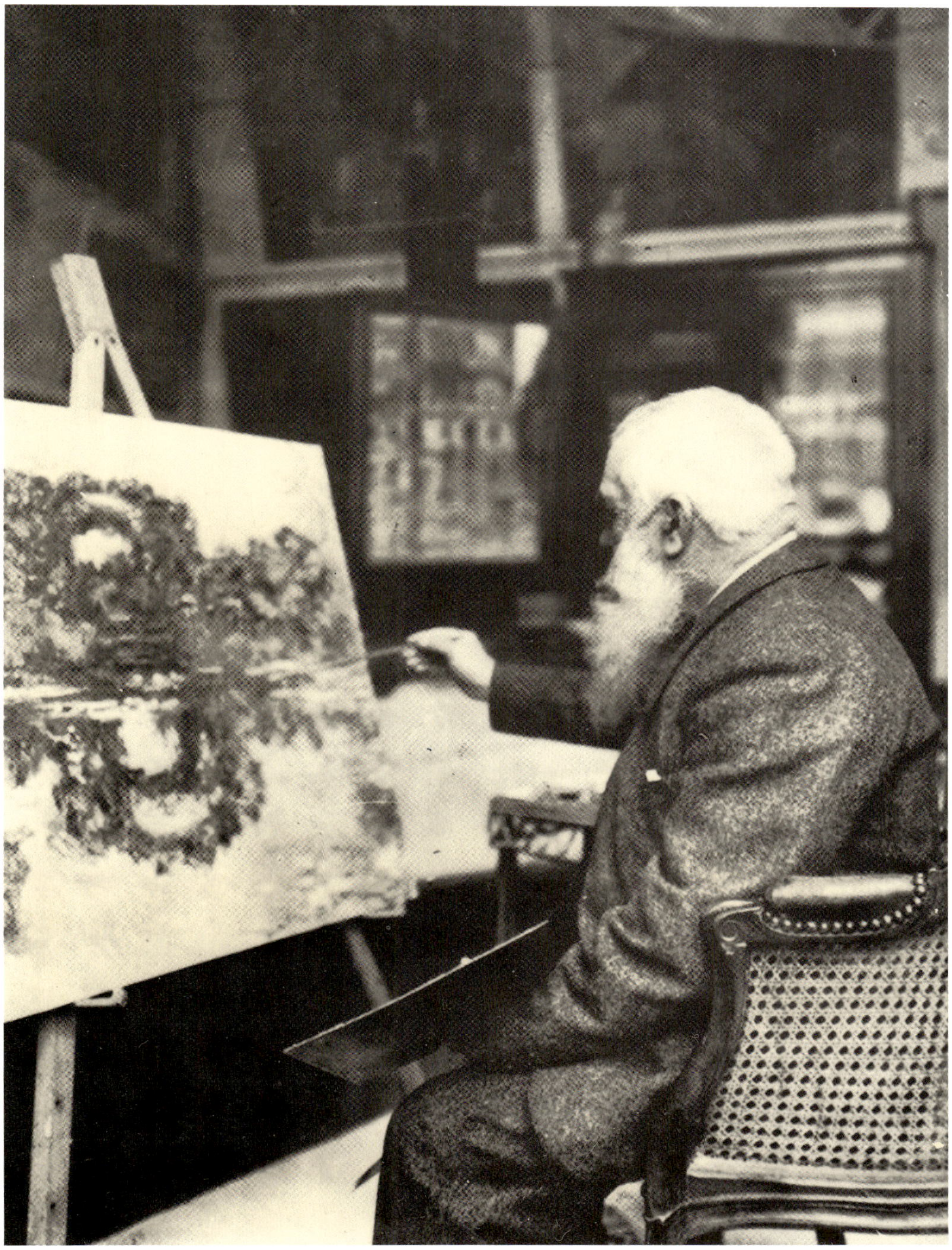

Monet überarbeitet sein »Rosenbögen«-Bild im Atelier, 1920.
Collection de la Réunion des Musées Nationaux, Paris

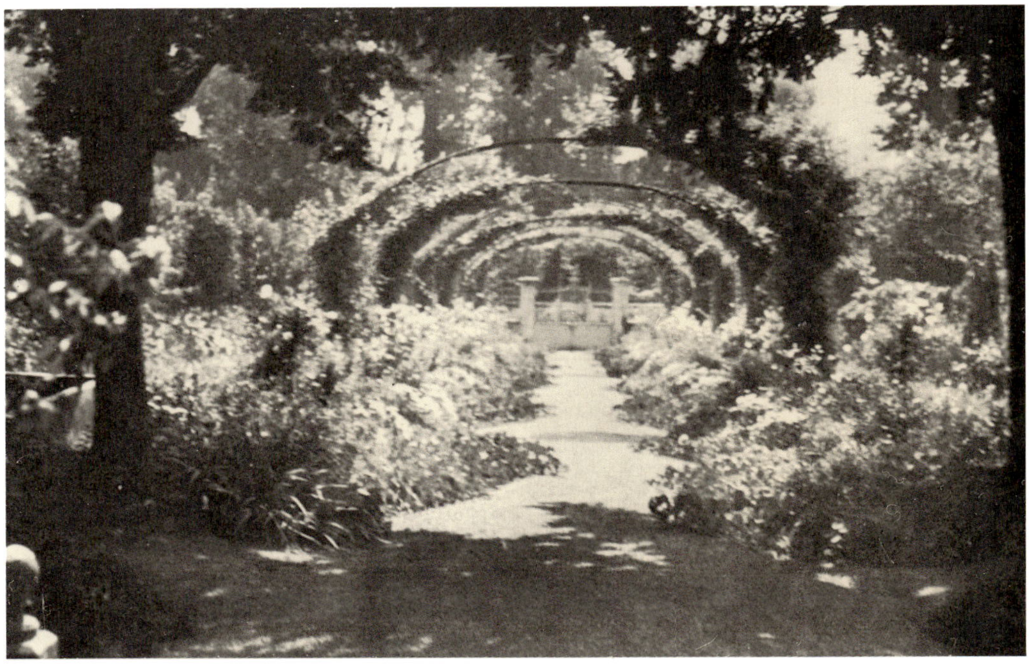

Der Hauptweg vom Haus in den Garten, überdacht von Kletterrosenbögen. Collection Toulgouat, Paris

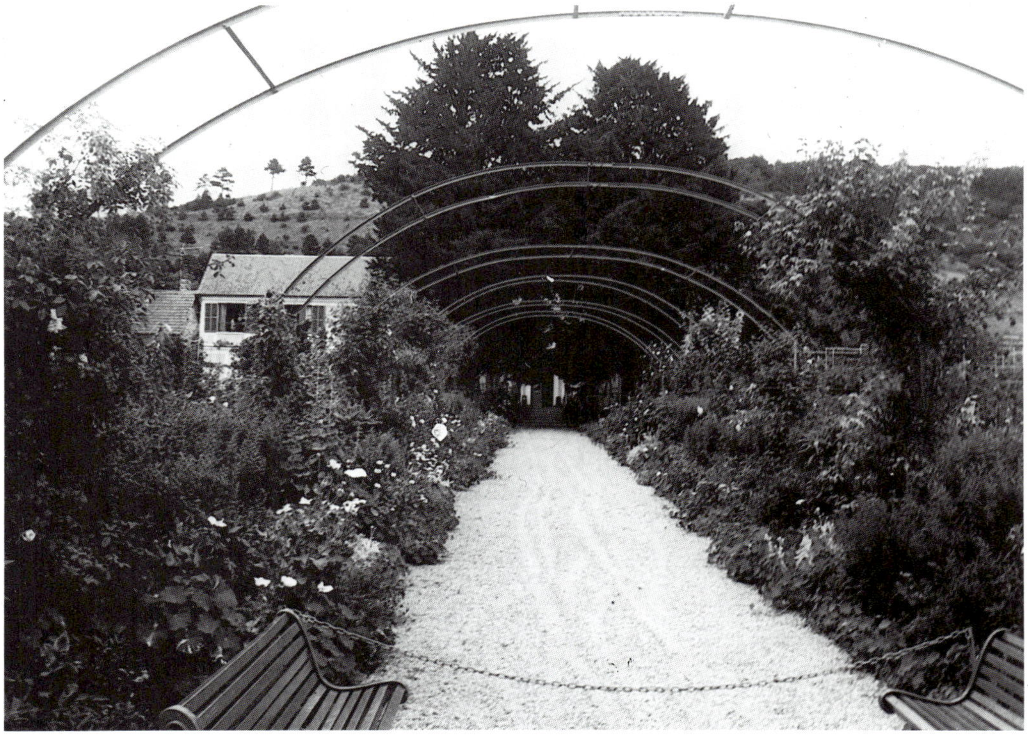

Der Hauptweg mit den Bögen für die Kletterrosen heute

motivische Anlehnung oder Legende allein zum Thema des Bildes, aus dem nicht einmal die Schwermut eines Sommertages zu lesen sein soll. Alles ist blühende Farbe, und die Schwimmblätter und Blüten der Seerosen verhalten, fern und einzeln eingestickt ins Spiegelbild der Bögen, am Bildrand. Selbst Debussy[28] hätte hier komponierend zu entsprechen seine Mühe gehabt.

[28] Claude Debussy (1862 St. Germain-en-Laye bis 1918 Paris), französischer Komponist; Hauptvertreter des musikalischen Impressionismus

Eine schöne Altersfotografie von Monet hat sich erhalten, die ihn vor diesem Bilde zeigt, 73jährig, in weißem, nie gestutztem Bart und zum zweiten Male aus der Trauer um die Lebensgefährtin an die Staffelei zurückgekehrt. Möglich, daß ihm zu einem so bis in die Winkel durchgestalteten Bilde wie dem der »Rosenbögen«, das noch immer das gewohnte Monet-Format (etwa 80 × 90 cm) hat, letzte Pinselstriche im Atelier als angebracht erschienen sind; denn die etwas feierliche Aufnahme zeigt ihn im »Sonntagsstaat« im Atelier. Der gemalte Ruheplatz, den er bis in seine letzten Lebenstage – schon längst mit der berühmten blauen Brille versehen – aufgesucht hat, schließt sich in unseren Tagen gerade wieder mit der Unverdrießlichkeit der Natur zu dem Bogenrund von einst.

Abb. S. 127

Abb. S. 151

Seerosen-Bilder

Welches empfindliche »Freilichtatelier« sich Monet mit dem Seerosen-Teich geschaffen hat, macht ihm der Winter des Jahres 1910 deutlich. Das Hochwasser der Epte schwemmt Wasserpflanzen davon, verwüstet Wege und Uferböschungen und flutet sogar über die Geleise der kleinen Eisenbahn, so daß sie nicht, wie gewohnt, einmal am Tage von Vernon nach Gisors und wieder zurück am Gartenzaun entlangschnauft. Lange Zeit braucht es, bis die Seerosen-Inseln sich in wiedergewonnener Fülle auf dem stillen Wasser hinbreiten, um ihr Blühen fortzusetzen, das Monet um den Jahrhundertbeginn zu den wohl schönsten Bildern vom Teich inspiriert hat.

Abb. S. 130

Farbtafel S. 133–136

Diese »geformten Träume« vollenden sein Werk. Auf mäßig großen, dem Quadrat angenäherten Leinwänden, die er dicht am Ufer auf die Staffelei stellen läßt, widmet er sich – oft im Schatten eines ausladenden Malerschirmes – diesem Motiv, das als Sujet nur noch die reine Oberfläche und die stumpfen grünen Blattfladen, perspektivisch zum Queroval sich dehnend, benötigt und zuweilen den nahen jenseitigen Ufersaum. Zu sehen sind verschwimmend gespiegelte Bäume, Wolken und Himmelsbläue, blaß oder in sattem Kolorit oder im Wechselspiel zahlloser, sich

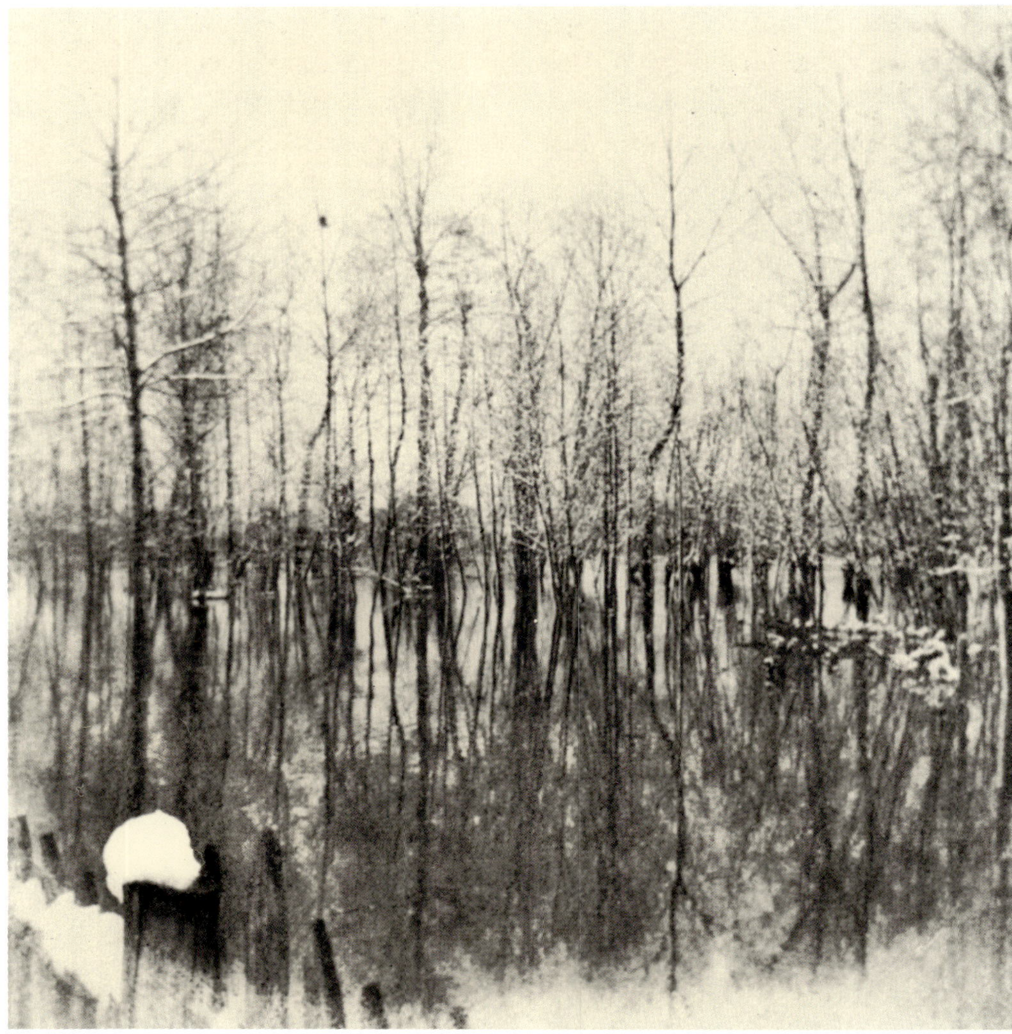

Winter 1910: Der Seerosen-Teich und Teile des Gartens wurden überflutet; viele Pflanzen starben. Collection Toulgouat, Paris

ablösender, feingestufter Farbwerte. Sie machen es der Phantasie des Betrachters leicht, die Landschaft über dem Wasser »mitzuwissen«, ohne sie doch selbst zu sehen, da sie sich erst über dem oberen Bildrand aufbaut. Mit äußerster Sensibilität und einem von Monet in klagenden Briefen mitgeteilten Kraftaufwand ohnegleichen[29] ist dieser Wasserspiegel bis in die feinsten Schwebungen eines farbigen Licht-Schatten-Spiels durchforscht, und immer nur für diese eine Stunde einer ähnlichen Helle. Dabei werden die Blüten-Inseln des Vordergrundes von den Bildrändern oft angeschnitten, um die Illusion einer unbegrenzten Wasserweite vollständig zu machen.

Die makellos reine Oberfläche, allein unterbrochen von den Seerosen-Feldern, ist das unendlich variierte Thema, wiederum in einer Art von

[29] Monet in einem Brief an Geffroy, zit. in: Hommage à Monet, a. a. O., S. 329

»Reihe«, immer mit einem Reichtum an Reflexen, die – in dieser Folge – noch nicht auf den Grund des Teiches blicken lassen, aus dem die Blatt- und Blütenstengel aufsteigen. Nicht botanische Erfahrung teilt sich mit, sondern die lange Geschichte eines Blütentraumes auf dem Wasser. Weiße, gelbe und rosafarbene »Nénuphars« oder »Nymphéas«, Seerosen mit vollem rundem Blütenkelch über und zwischen den flach ausgebreiteten Blättern, die das Licht absorbieren, sind tupfig, flockig und spontan, mit kleinen Schatten und aufblitzenden Lichtern über die dunkler gegebenen Spiegelungen von Baumwerk und bewegtem Himmel gelegt. Und »Seerosen« – im englischen Wortgebrauch »Water Lilies«, was zu Mißverständnissen geführt hat – sind es auch eigentlich nur dem Wissen, nicht dem malerischen Vortrag dessen nach, was man sieht; denn Monet kommt bei dieser ersten, als Tafelbilder anzusehenden Folge – im Gegensatz zu den späteren skizzenhaften riesigen Panneaus – für diese Seerosen mit wenigen Pinselstrichen, meist weiß und rosig markierend, aus. Formbeschreibungen der Blüten hätten auch nach impressionistischer Lehre die Gesamterscheinung zerstört, hätten das Auge an einer Einzelheit haften lassen, während doch strahlende Lichtfülle und Dunkelheit, der Widerschein einer ziehenden Wolke, das Stück Himmelsblau in diesem Bildviereck ohne Ränder und Grenzen, meist auch ohne Horizont, allein bestimmend sein sollen, und dies im Zauber des Wechsels eben von Licht aufsaugenden und zurückwerfenden Partien.

Farbtafel S. 138, 139

Die frühesten Seerosen-Bilder unterscheiden sich in subtiler Faktur und auch in der bildlichen Geschlossenheit noch deutlich von den späteren, im Atelier entstehenden großen »Dekorationen«, die sich zum erträumten »Nymphaeum« der Pariser Orangerie in 19 sich motivisch fortsetzenden Rundumbildern dieser künstlerischen Erlebniswelt der Stille schließen werden.

Die durchgemalten Erstlinge einer reichen Folge, die auch die »Paysages d'eau«, Wasserlandschaften, genannt werden, fanden aber schon bald ihren Weg in meist amerikanische Sammlungen und Museen. 26 Seerosen-Bilder wurden 1900 bei Durand-Ruel in Paris ausgestellt, unter dem von Monet selbst vorgeschlagenen Titel »Les Nymphéas, Séries de Paysages d'Eau«, 48 weitere 1909 ebendort.

Beide Ausstellungen hatten großen Erfolg und machten das internationale Publikum auf Monet aufmerksam. Der Schatz der Studien, die im Atelier gemalt oder zu Ende gemalt worden sind, ist erst 1956 in zwei Ausstellungen in Paris und New York der staunenden Kunstwelt bekannt geworden.

Trauerweiden, Bambus und Schwertlilien, die er am Ufer des Teiches gepflanzt hatte, verlieren sich in diesen ersten Seerosen-Bildern zu wundersam schemenhaften, schmalen Säumen oder bringen sich nur als »verkehrte Welt« in Erinnerung. Das Blattwerk, in einzelnen Bildversionen an dünnen *Farbtafel S. 138* Zweigen aufs Wasser niederhängend, läßt ahnen, daß Monet auch zu dieser Zeit, ohne an ein Vorhaben wie das »Nymphaeum« zu denken, im Sinne von Dekorationen träumt, Bildfragmenten, die erst in einem sich aneinanderreihenden Reigen von Bildern zu der den Betrachter magisch umfangenden Einheit finden. Morgen und Abend, die Stunden des Lichtes unter einem Himmel, der nicht »ewig blau«, sondern zu jeder Veränderung bereit ist – das wird jetzt der ganze Inhalt einer Malerei, die zum Hauptdarsteller die sich öffnenden und wieder schließenden Seerosen mit ihren vielblättrigen Blüten gewählt hat.

Die reine Spiegelung

Die Wirkung dieser »gemalten Meditationen« auf die Zeitgenossen – Dichter, Kritiker, Maler, Empfindsame sonst – ist bekannt. Die inspirative Kraft des ungetrübt Schönen, des Paradiesischen inmitten einer Wildnis, oder anders: der reinen Spiegelung – nicht mehr der Wirklichkeit, sondern der malerischen Vision eines großen Künstlers – hält bis heute an.

Es hat sich erwiesen, daß Monets Giverny eigentlich ohne Vergleich geblieben ist, ohne Vorgänger und ohne Nachfolge. Die Künstler europäischer Tradition haben zuerst erdachte »Paradiesgärtlein« malen dürfen, dann Parks und Gärten geschildert, von deren Schönheit überwältigt, haben »abkonterfeit«, Abbilder ihrer Umwelt auch erweitert zu Wunschbildern ihrer Träume: Huldigungen an berückende, ihnen entgegentretende Schönheit, von anderen erdacht und gepflegt oder der Verwilderung überlassen. Gäste also sind sie im fremden wie im eigenen grünen Revier, ob über der Stadtmauer mit wenigen Blumen im Topf oder im feudalen Wannsee-Garten, ob im zartblättrigen Laubengang oder in der schattenden Gartenhütte ausruhender Alter, und auch nur im Erinnern an ein umgrenztes Stück Blühen, das sie dem Vergessen entreißen.

Abb. S. 33 Monet stapfte zuerst in ungefügen normannischen Holzschuhen durch einen Garten mit Bäumen, an deren schimmeligen Zweigen die kleinen *Abb. S. 151* Cidre-Äpfel kümmerten, später saß er wohlgekleidet und still unter seinem breitkrempigen Strohhut am Wasser, von einem zwiefachen Werk ausruhend: dem Garten und der Malerei.

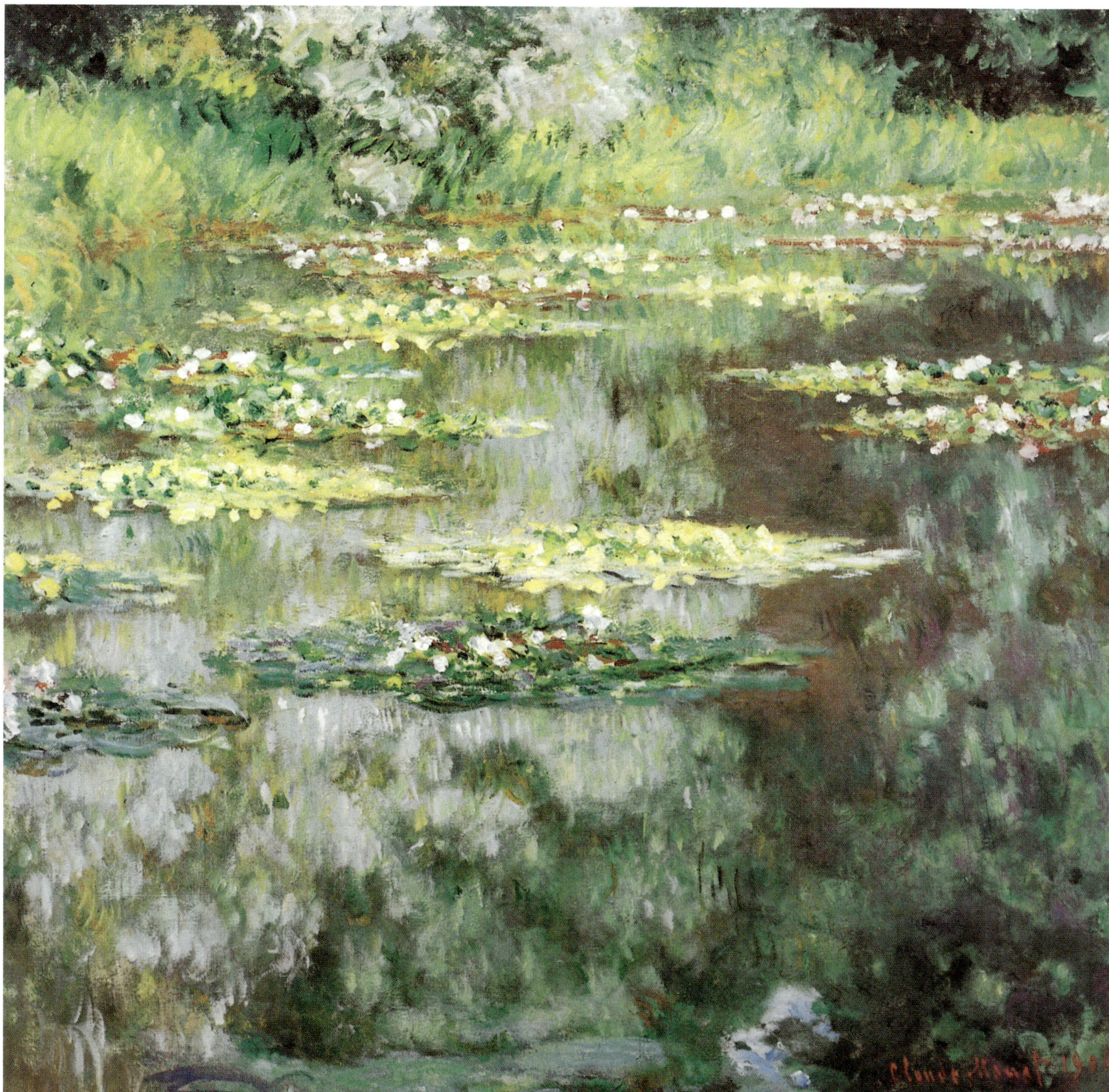

Seerosen-Teich. 1904

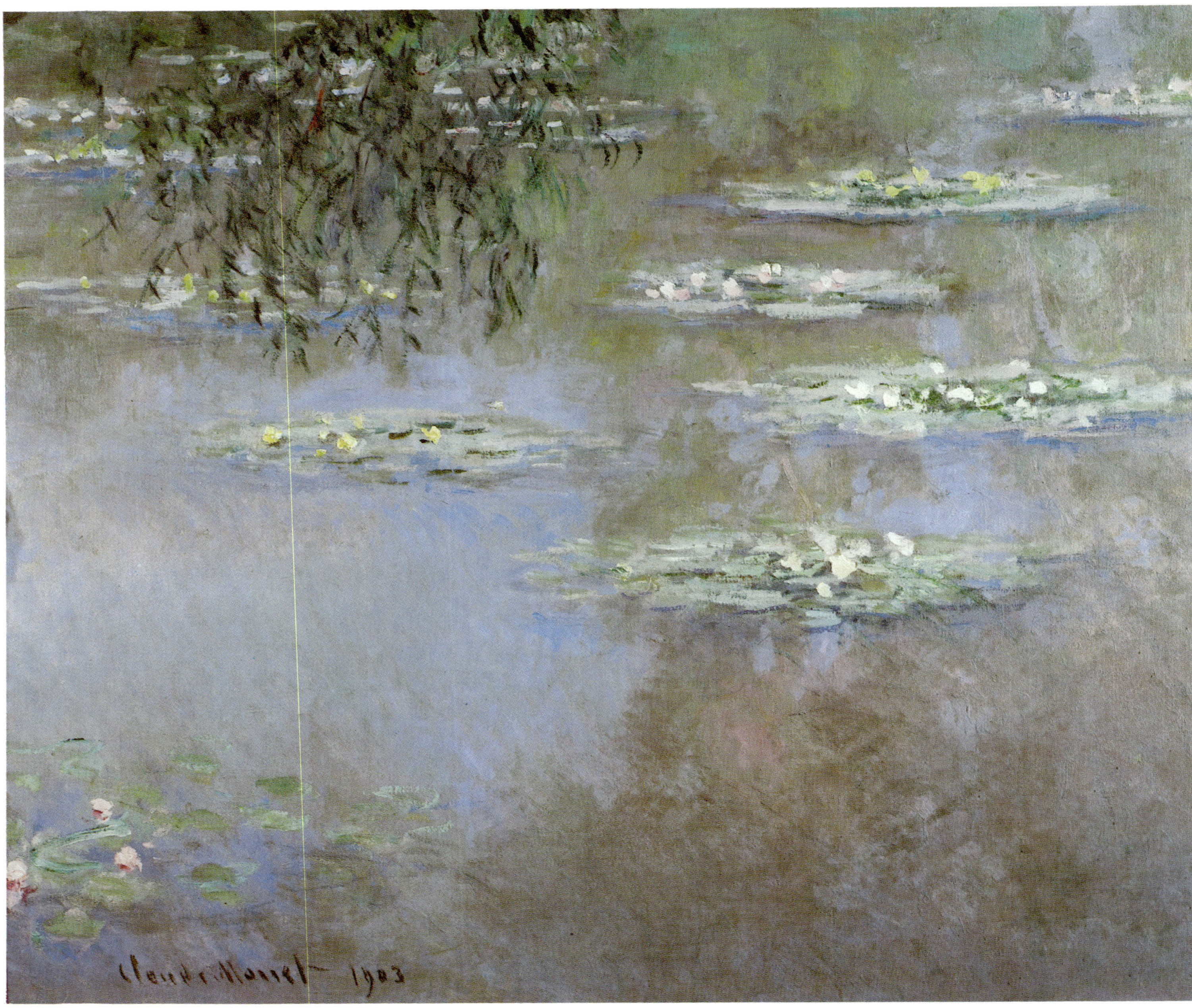

Seerosen. 1903

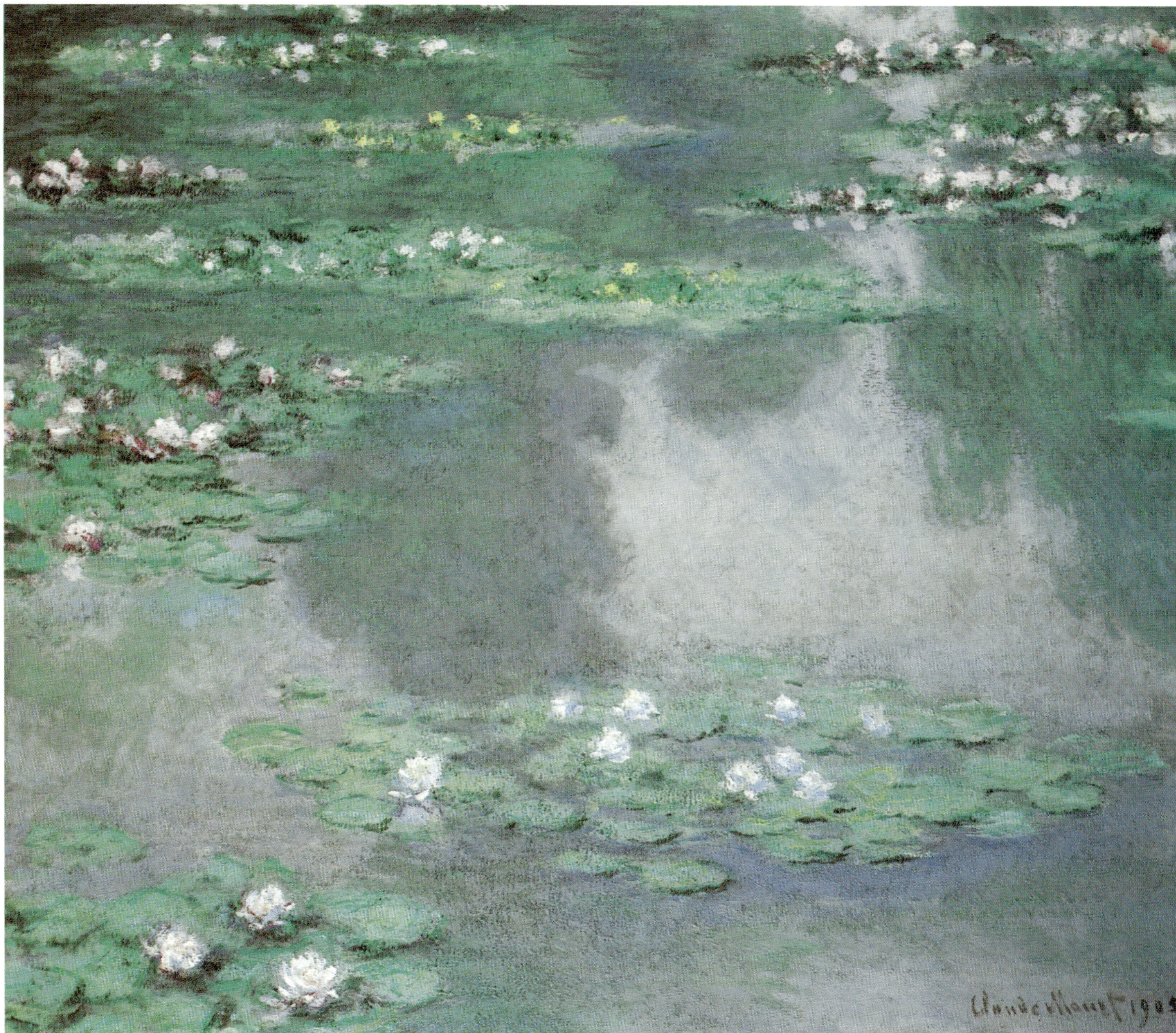

Seerosen. Wasserlandschaft. 1905

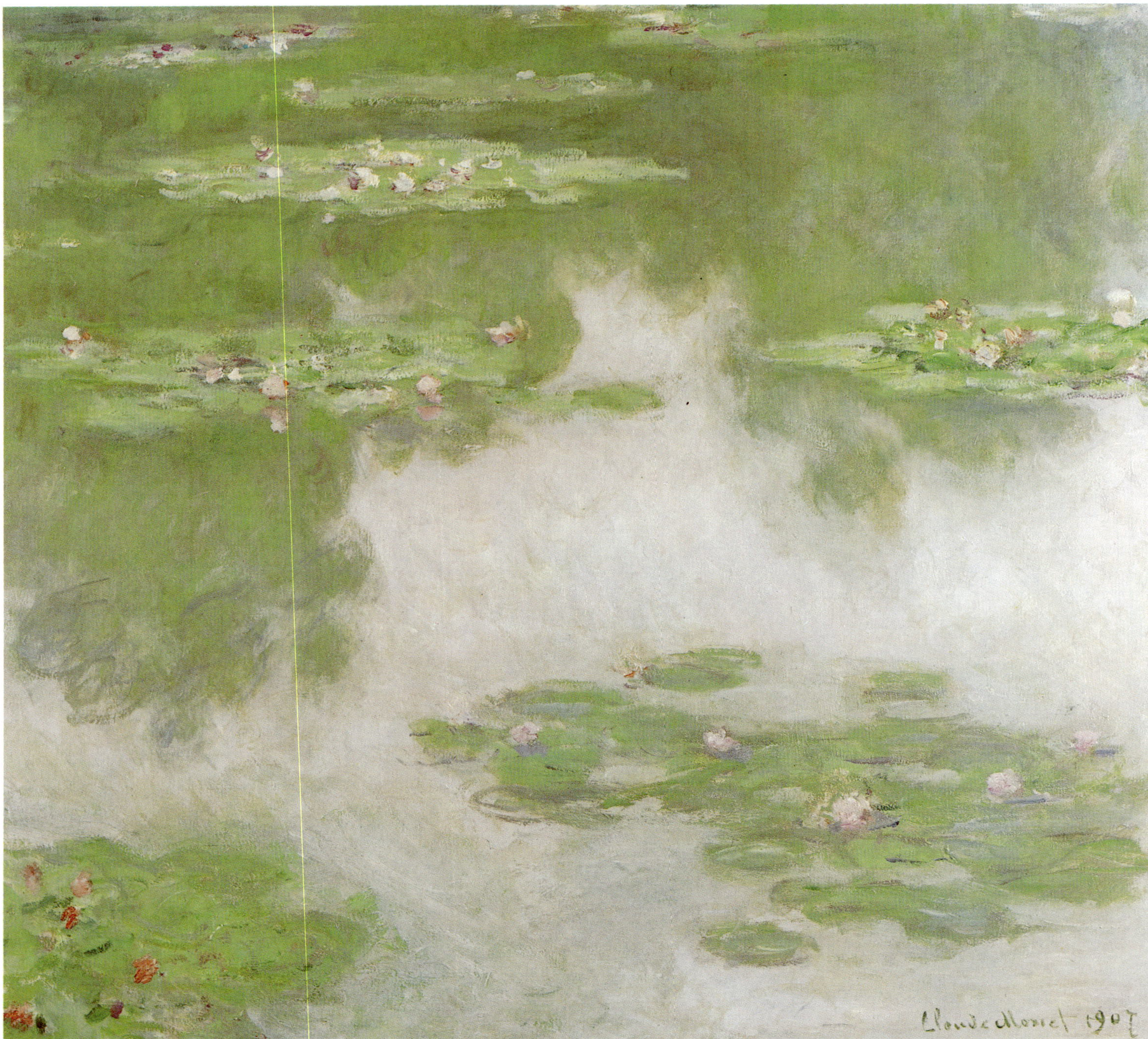

Seerosen. 1907

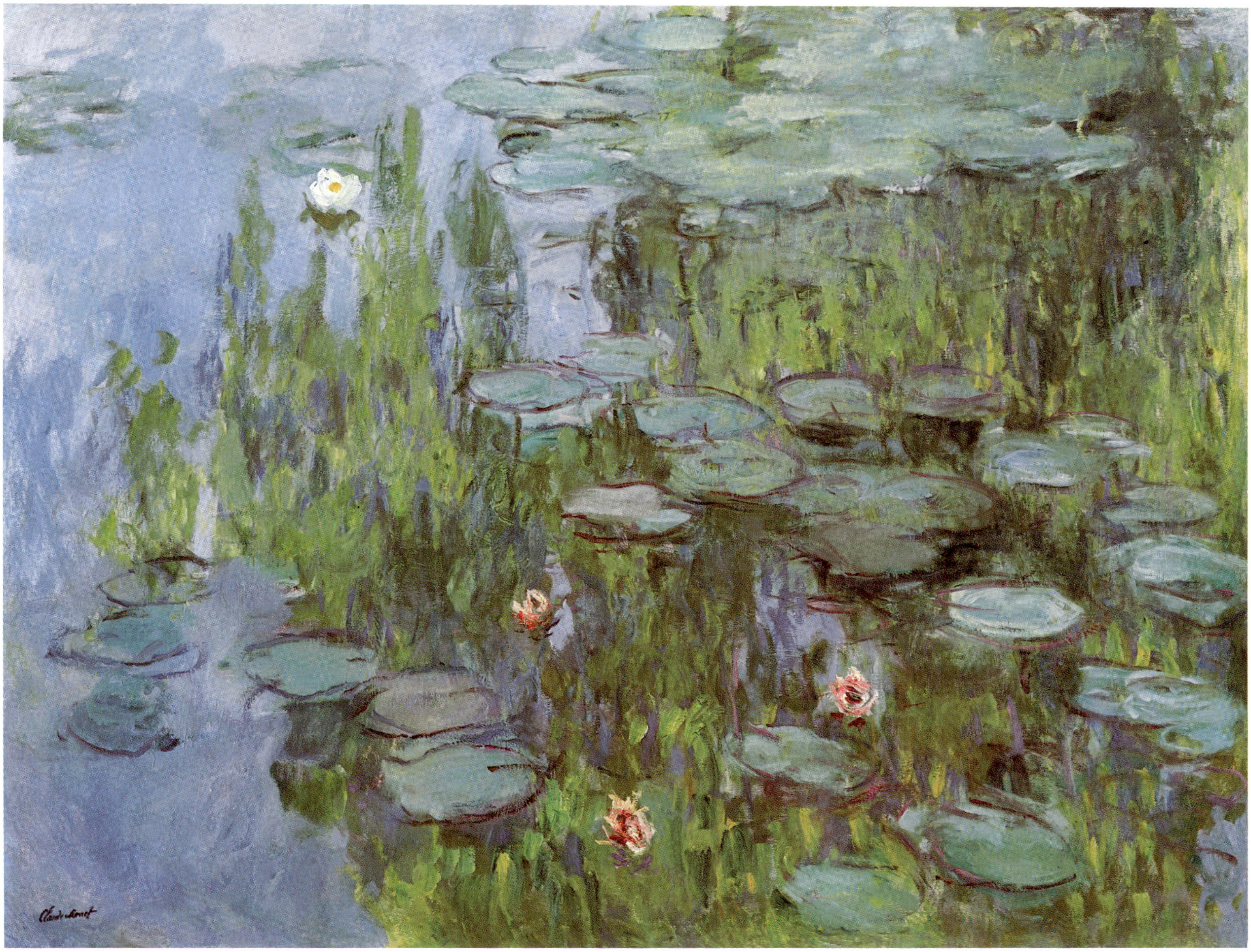

Seerosen. Um 1918–21

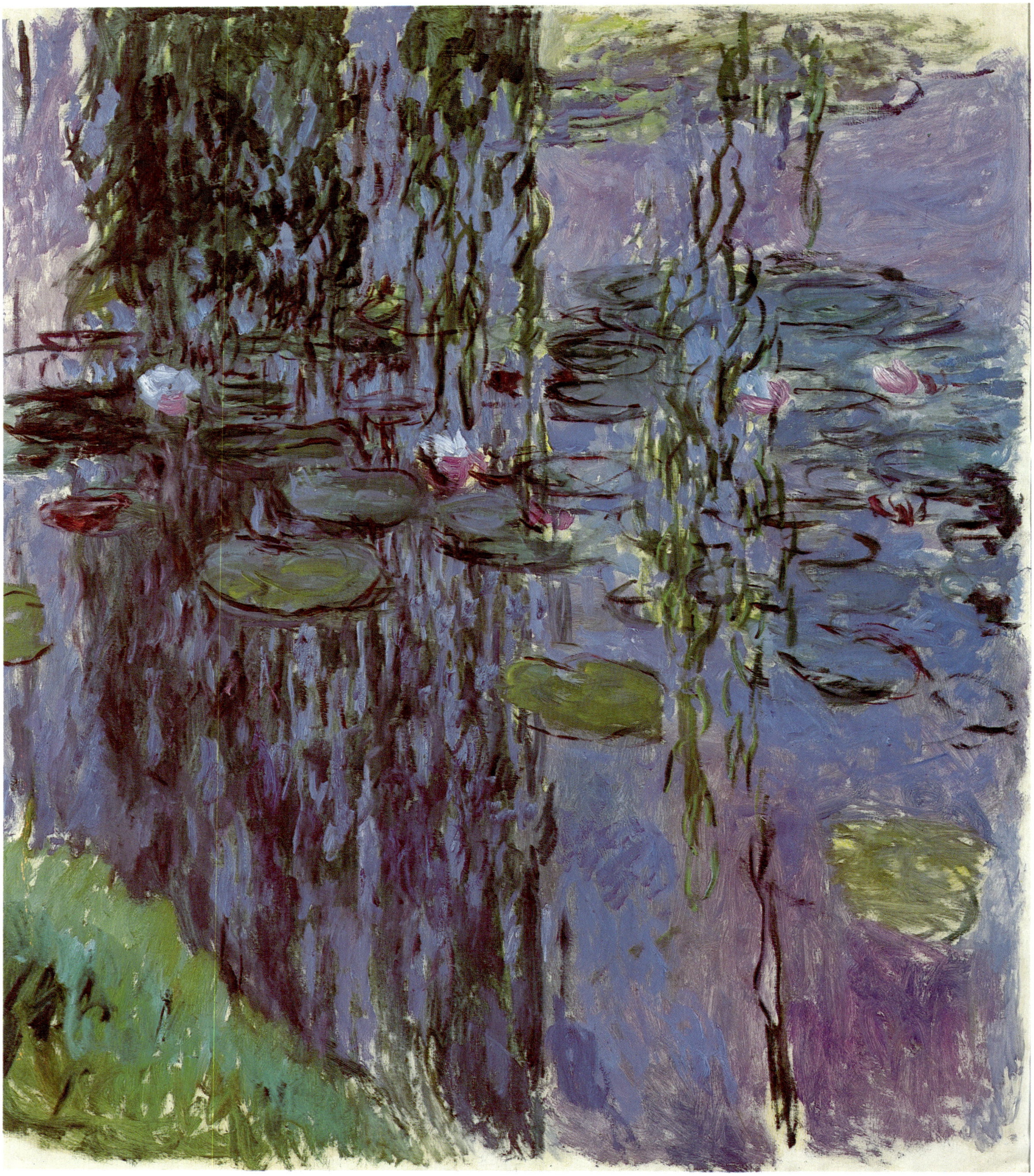

Seerosen. Um 1918–25

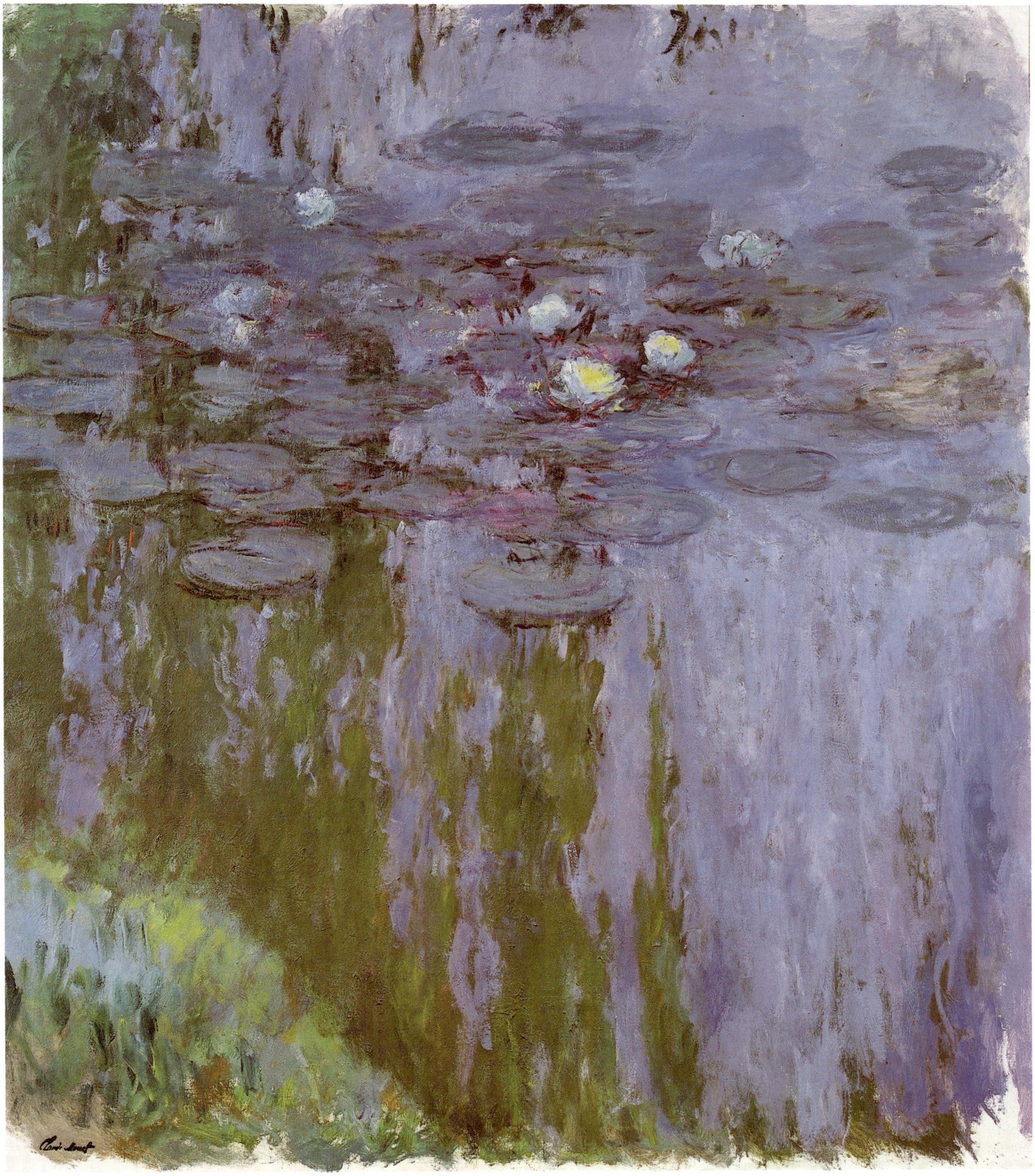

Seerosen. Um 1918–25

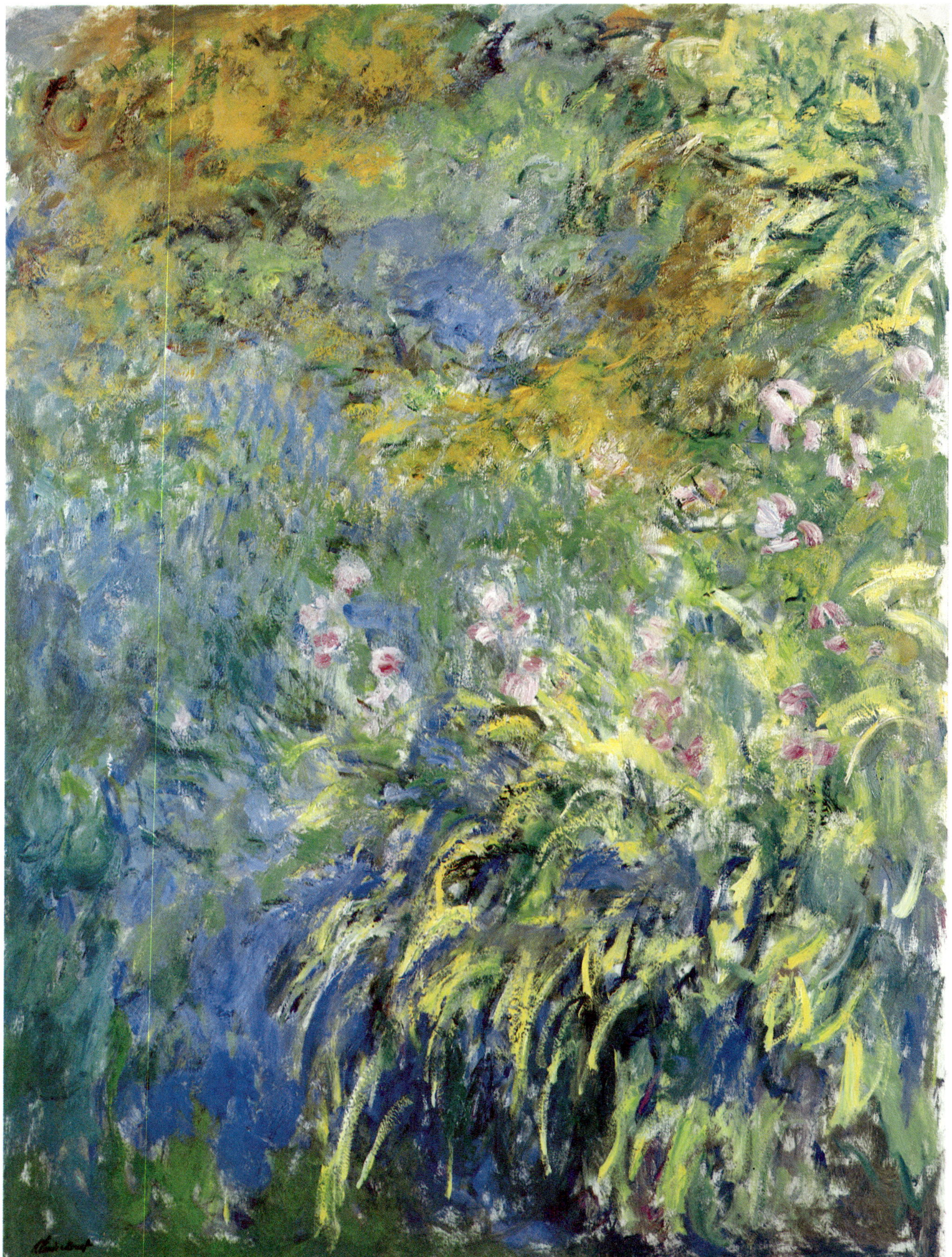

Iris am Seerosen-Teich. Um 1920–24

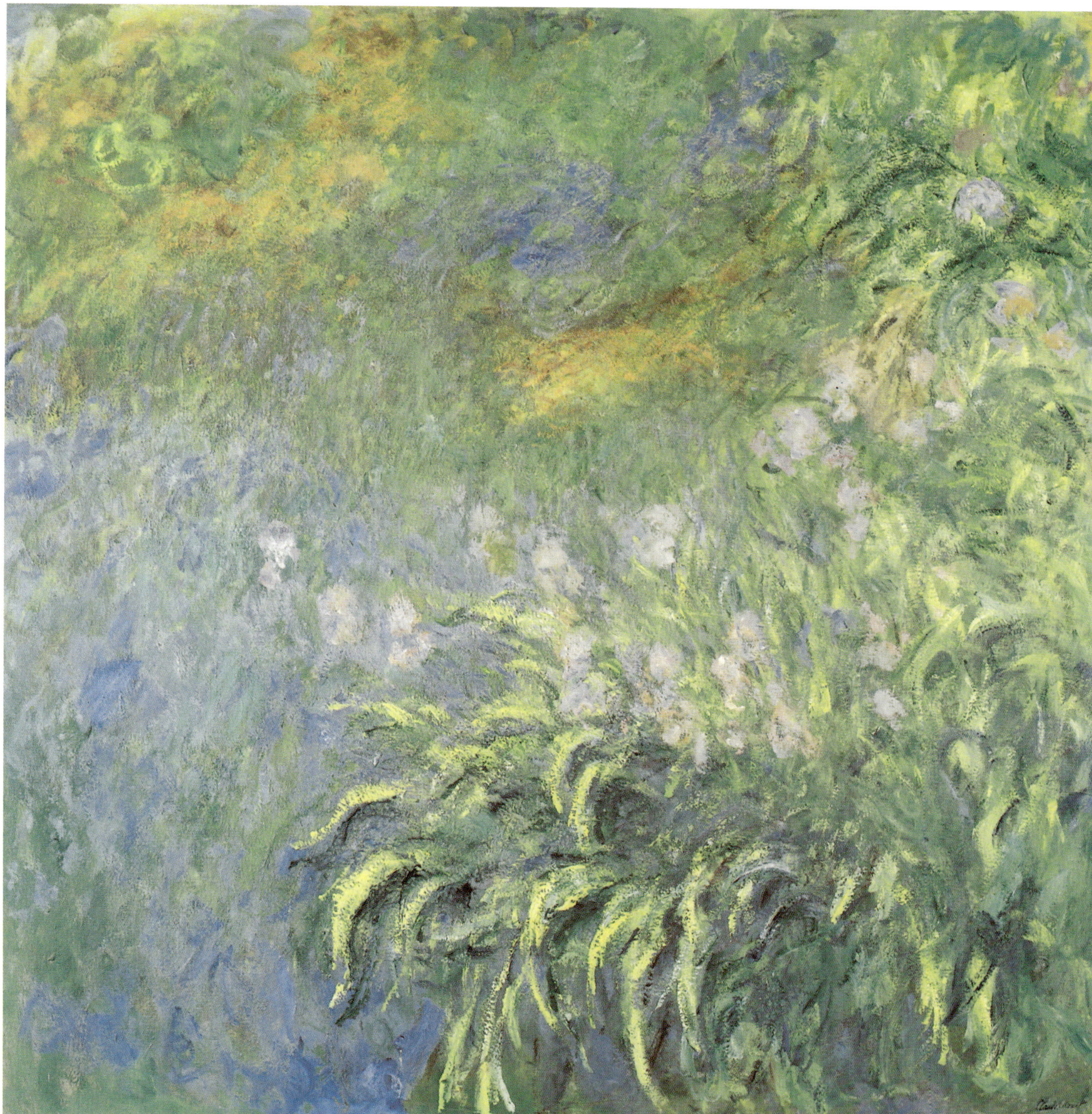

Iris am Seerosen-Teich. Um 1919–25

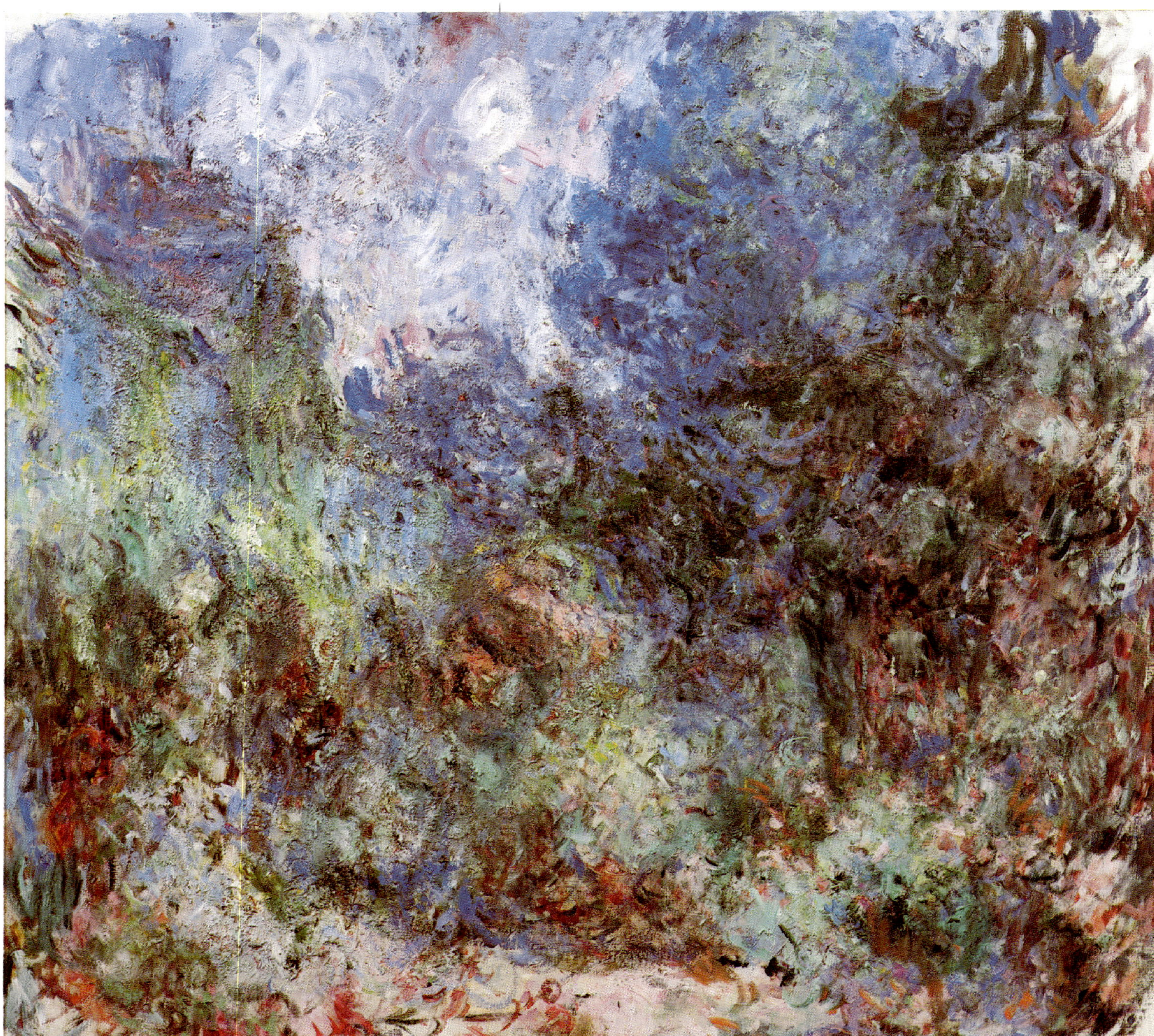

Rosen an der Gartenseite von Monets Haus in Giverny. Um 1922

Herbert Keller:

Die Gärten von Giverny gegen Ende der Lebenszeit Monets und ihr heutiger Zustand

Nach dem Einzug in das während der ersten Jahre noch gemietete Haus samt Grundstück in Giverny hatte Monet eigenhändig mit der Anlage von Beeten begonnen. Es galt einen vergrasten Obstgarten zu kultivieren. Frau und Kinder haben zunächst als einzige dabei mitgeholfen. Gelegentlich war der gute Rat von Freunden willkommen. Aber Monet besaß schon gewisse Erfahrungen mit Gärten. Nach einigen früheren Bildern zu schließen, läßt sich annehmen, daß er ein Auge dafür besaß.

Das 1866 in jungen Jahren geschaffene Gemälde vom Garten seiner Tante Lécarde in Sainte-Adresse ist ein Beispiel dafür: ein Gartenraum, aus einrahmenden Baumkronen und Großsträuchern gebildet, ein gepflegter Weg, von einer Blumenrabatte und Hochstammrosen begleitet. Ein Ort also, an dem besonders wertvolle und als »edel« geltende Pflanzen geordnet vereint waren, wie sie in der Landschaft kaum oder nur in einfacher Art vorkamen. *Farbtafel S. 20*

Dieses Erscheinungsbild verweist zu seiner Zeit – wie immer schon, auch bis in heutige Tage – auf die Eigenart eines Gartens als *hortus conclusus*. Seine Gestaltung und Ausformung bis zur Pflanzenauswahl wurden durch menschliche Eingriffe geprägt. Zu einem Garten in diesem Sinne gehören daher immer zwei Komponenten: zum einen durch Züchtung veredelte Pflanzen, die sich durch Wuchs und Blütenform, Farbigkeit, Größe oder Blütenreichtum von der natürlichen Vegetation abheben; zum anderen die jeweiligen Stilformen und einzelnen gestalterischen Elemente wie Gewässer, Brunnen, Bodenmodellierungen, Wegeführung, Pergolen, Treppen oder Stützmauern und die dafür verwendeten Materialien und Baustoffe.

15 Jahre später, 1881, malte Monet in Vétheuil seinen Garten am Uferhang der Seine: ein Meer von Sonnenblumen, durch einen Mittelweg getrennt. *Farbtafel S. 53*

Durch einfaches Aussäen von Sonnenblumenkernen im Frühjahr kann man für den Sommer bereits einen überwältigenden Effekt erzielen. Übermannsgroße Pflanzen mit riesigen Blumenscheiben wachsen in weni-

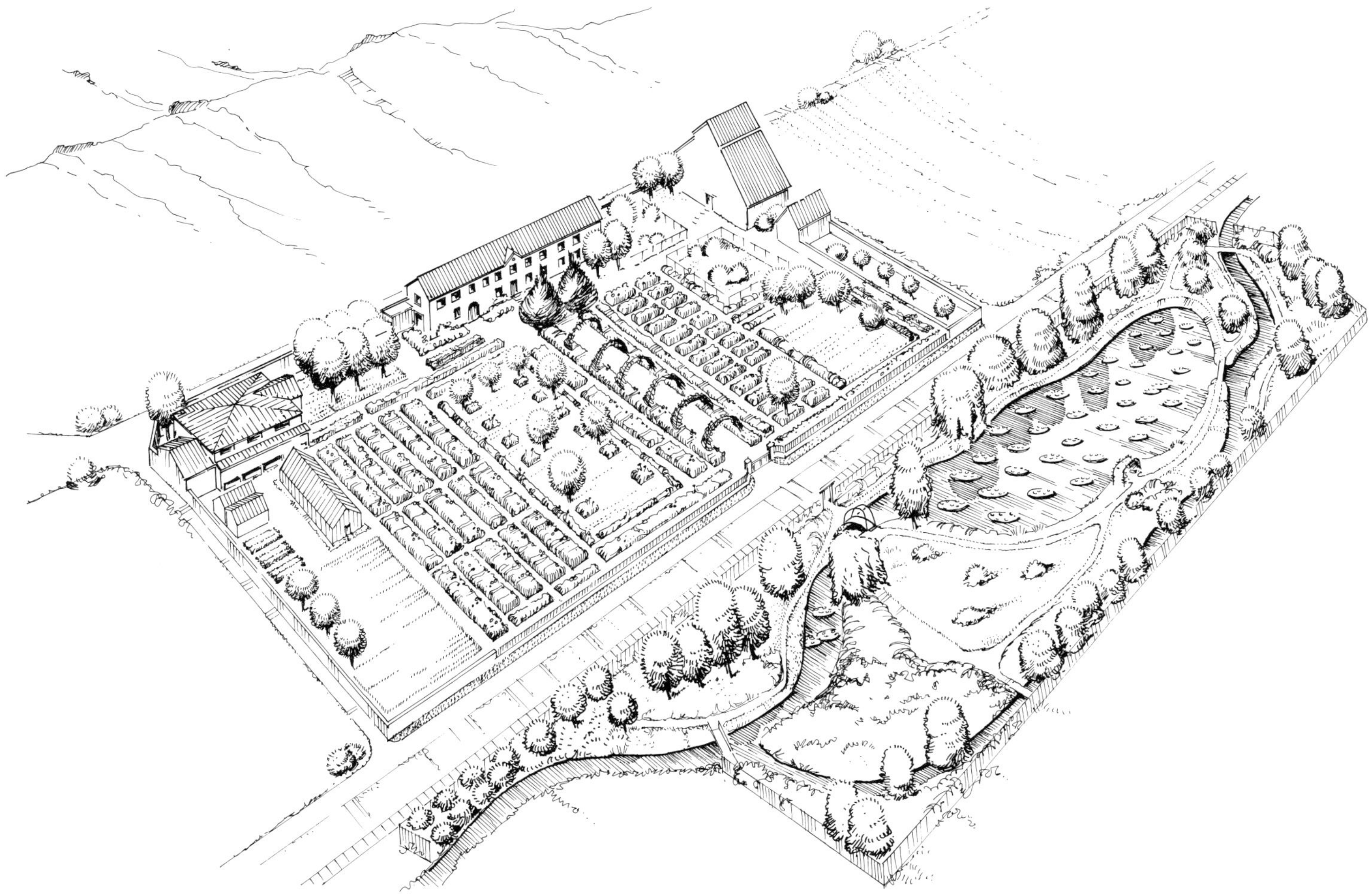

Perspektivische Darstellung von Monets Garten in Giverny

gen Monaten und halten sich bis in den späten Herbst. Man darf vermuten, daß Monet um diese schnelle Wirkung wußte und sie selbst in die Wege leitete. In jenem Sommer hat er jedenfalls gewiß eine solche gärtnerische Erfahrung sammeln können.

In Giverny dann konnte Monet systematisch und auf längere Sicht planen. Sein Konzept war auf größere Zeiträume angelegt, wobei sich weitere Erkenntnisse sammeln ließen. Er bezog Ziersträucher und Gehölze, Stauden (worunter man mehrjährige, krautartige Pflanzen mit meist großem Blütenreichtum zu verstehen hat), ferner Knollen wie Dahlien oder Iris-Arten, die er nach Katalogen von Gärtnereien bestellen konnte.

Abb. S. 101

Monet ließ seine Erwerbungen auf parallel angeordnete Beete pflanzen. Nach Fotodokumenten und Berichten faßte er verschiedene Pflanzenarten

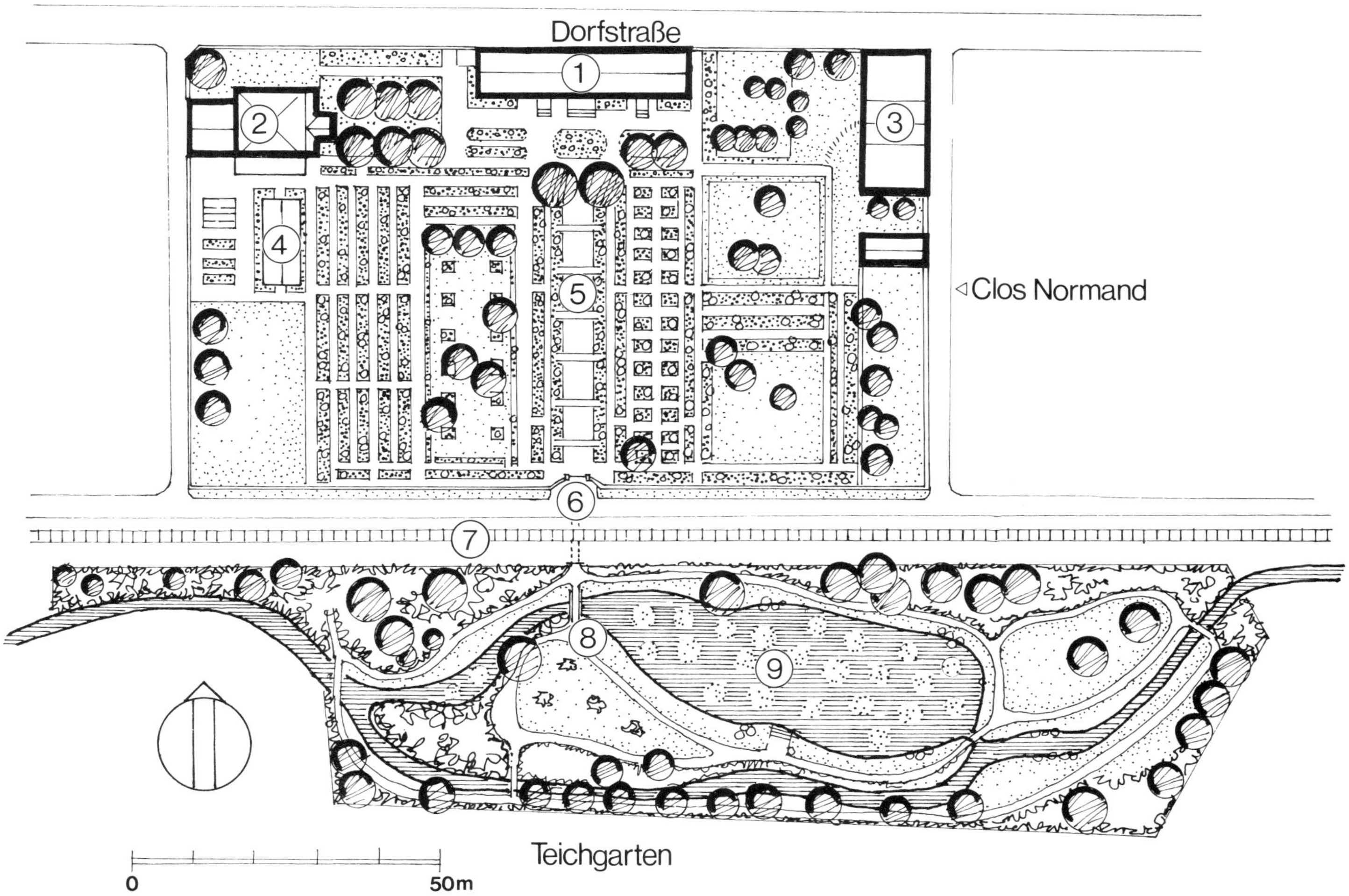

in Gruppen zusammen. Dadurch ergaben sich intensive Farb- und Formwirkungen.

Wie aus Pflanzenlisten ersichtlich wird, auf die später noch eingegangen werden soll, bevorzugte er von den etwa 75 Pflanzenarten, die wegen ihrer Blüte, Farbigkeit oder Form in seinem Garten Aufnahme fanden, einige ganz besonders. Er verwendete sie wiederholt und räumte ihnen den überwiegenden Teil der Rabattenflächen ein. An mehreren Stellen wiederholten sich im Frühjahrsflor Schneeglöckchen, Narzissen, Primeln, Aubrietien und blau-violette Schwertlilien unter zartrosa Blütenwolken von japanischen Kirschen. Im Sommer überwogen die rosa und sattroten Farben von Kletterrosen, mit denen er den breiten Mittelweg überwölbt hatte; daneben eine Menge Blau von Karpatenglockenblumen, blasses Rosa japanischer Anemonen und Gartennelken sowie kräftige Dahlien-

Plan des Gartens:
1 Wohnhaus mit erstem Atelier
2 Zweites Atelier mit Unterkunft für die Gärtner
3 Drittes Atelier
4 Gewächshaus
5 Mittelachse mit Rosenbögen, am Ende des Weges die beiden Eiben
6 Übergang zum Teichgarten
7 Bahnlinie
8 Japanische Brücke
9 Seerosen-Teich

gegenüber der früheren Situation geändert, die den Garten an sich weniger beeinträchtigten, so der Bau des dritten, großräumigen Ateliers in den Jahren von 1914 bis 1916.

Abb. S. 120

Die Bahnlinie zwischen Hang- und Teichgarten wurde abgebaut. Später entstand an ihrer Stelle eine breite Straße, die inzwischen der Durchgangsverkehr erheblich belastet. Dadurch empfindet man jetzt die Trennung des Gartens in zwei Teile, die heute durch einen seitlich gelegenen Fußgängertunnel unter der Straße hindurch verbunden sind (eine mit Rücksicht auf die Besucher und deren Sicherheit durchaus sinnvolle Maßnahme).

Der Blick durch die rosenüberwölbte Wegeachse hinunter zur Bogenbrücke ist nicht mehr nachvollziehbar. Sie war früher die geradlinige Verbindung vom Wohnhaus zum Teichgarten, allerdings durch Pforten unterbrochen.

Monets Garten war allein schon durch seinen beinahe ganzjährigen Blütenflor sehr aufwendig in der Pflege. Da diese wechselnde Blütenfülle aber ein wichtiges Charakteristikum ist, mußte man bei einer angemessenen Restaurierung daran festhalten. Sie schließt ständige gärtnerische Betreuung ein. Berücksichtigt man diesen heute mit viel Handarbeit verbundenen Aufwand, muß man den Initiatoren Respekt zollen.

Es ist gelungen, Giverny so wiederherzustellen, daß der heutige Besucher tatsächlich in einen Garten der Jahrhundertwende, in den Garten Monets versetzt wird. Darin besteht die besondere Atmosphäre dieses Refugiums.

*

»Wenn man mit den Erscheinungen in Harmonie lebt,
kann man der Wirklichkeit
– oder zumindest dem, was man von ihr wissen kann –
nicht fern sein. Euer Irrtum liegt
in dem Verlangen,
die Welt auf Euer Maß zurückzuführen,
während Ihr doch durch Erweiterung
Eurer Kenntnis der Dinge
Eure Selbsterkenntnis erweitern würdet.«

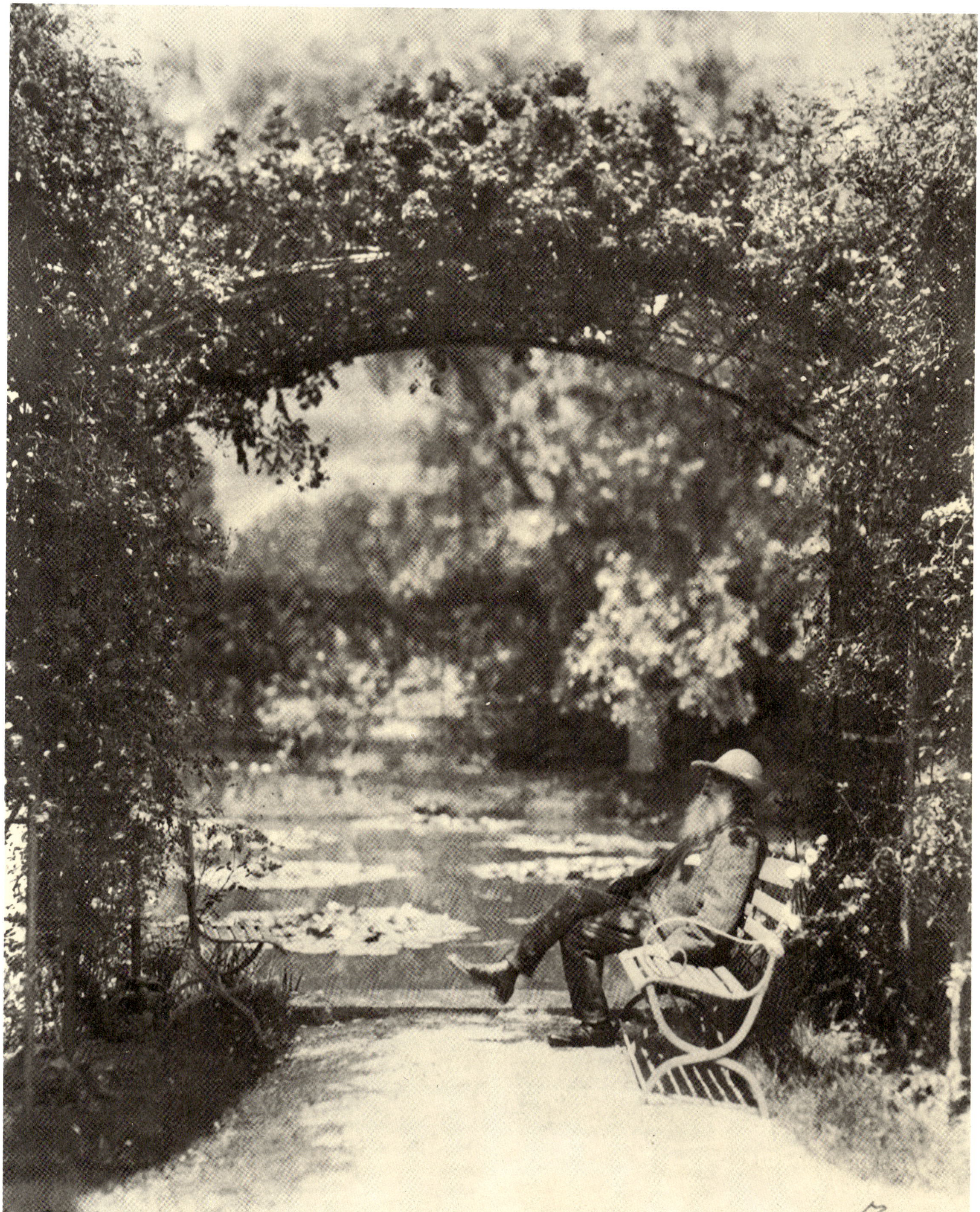

Monets letzter Sommer, 1926. Collection Mme Verneiges

75 *Seine-Arm bei Giverny. 1897*
Bras de Seine près de Giverny, II
Öl auf Leinwand, 81,6 × 92,4 cm
Sign., dat. u. l.: Claude Monet 97
Boston, The Museum of Fine Arts, Stiftung Mrs. Walter Scott Fitz, 11.1261.

80 *Weg in Monets Garten in Giverny. 1902*
Chemin dans le jardin de Monet à Giverny
Öl auf Leinwand, 89 × 92,5 cm
Sign., dat. u. M. r.: Claude Monet 02
Wien, Österreichische Galerie Belvedere

84 *Monets Garten in Giverny. 1895*
85 Le jardin de Monet à Giverny
Öl auf Leinwand, 81 × 92 cm
Sign., dat. u. r.: Claude Monet 95
Zürich, Sammlung E. G. Bührle

115 *Blaue Tuberosen. Um 1918–25*
Les Agapanthes
Öl auf Leinwand, 200 × 150 cm
Unbez.
Paris, Musée Marmottan

118 *Der Garten in Giverny. 1917*
Jardin de Giverny
Öl auf Leinwand, 111 × 83 cm
Sign., dat. u. r.: 17 Claude Monet
Grenoble, Musée des Beaux Arts

123 *Brücke über den Seerosen-Teich. 1899*
Le pont sur un bassin aux nymphéas
Öl auf Leinwand, 92,7 × 73,7 cm
Sign., dat. u. r.: Claude Monet 99
New York, The Metropolitan Museum of Art, The H. O.
Havemeyer Collection, Nachlaß Mrs. H. O. Havemeyer, 1929. (29.100.113)
Photograph © 1996 The Metropolitan Museum of Art

126 *Die Rosenbögen. Um 1912*
Les arceaux fleuris, Giverny
Öl auf Leinwand, 80,7 × 92,1 cm
Sign. u. l.: Claude Monet
Phoenix, The Art Museum,
Stiftung Mr. und Mrs. Donald D. Harrington

133 *Seerosen-Teich. 1904*
Le bassin de nymphéas
Öl auf Leinwand, 89,2 × 92,3 cm
Sign., dat. u. r.: Claude Monet 1904
Denver, The Art Institute, The Helen Dill Collection

134 *Seerosen. 1903*
Nymphéas
Öl auf Leinwand, 81,3 × 101,6 cm
Sign., dat. u. l.: Claude Monet 1903
Dayton/Ohio, The Art Institute, Stiftung Joseph Rubin

135 *Seerosen. Wasserlandschaft. 1905*
Nymphéas. Paysage d'eau
Öl auf Leinwand, 89,5 × 100 cm
Sign., dat. u. r.: Claude Monet 1905
Boston, The Museum of Fine Arts, Stiftung Edward Jackson Holmes, 39.804.

136 *Seerosen. 1907*
Nymphéas
Öl auf Leinwand, 81 × 92,1 cm
Sign., dat. u. r.: Claude Monet 1907
Hartford, Wadsworth Atheneum, Nachlaß Anne Parrish Titzell

137 *Seerosen. Um 1918–21*
Nymphéas
Öl auf Leinwand, 140 × 185 cm
Atelierstempel u. l.: Claude Monet
München, Bayerische Staatsgemälde-Sammlungen, Neue Pinakothek

138 *Seerosen. Um 1918–25*
Nymphéas
Öl auf Leinwand, 200 × 180 cm
Unbez.
Paris, Musée Marmottan

139 *Seerosen. Um 1918–25*
Nymphéas
Öl auf Leinwand, 200 × 180 cm
Atelier-Stempel u. l.: Claude Monet
Paris, Musée Marmottan

140 *Iris am Seerosen-Teich. Um 1920–24*
Iris au bord du bassin aux nymphéas
Öl auf Leinwand, 199,4 × 150,5 cm
Atelier-Stempel u. l.: Claude Monet
Richmond, The Virginia Museum of Fine Arts

141 *Iris am Seerosen-Teich. Um 1919–25*
Iris au bord du bassin aux nymphéas
Öl auf Leinwand, 200,7 × 202,6 cm
Atelier-Stempel u. l.: Claude Monet
Chicago, The Art Institute Purchase Fund, 1956.1202

142 *Rosen an der Gartenseite von Monets Haus in Giverny. Um 1922*
La maison de Giverny sous les roses
Öl auf Leinwand, 89 × 100 cm
Unbez.
Paris, Musée Marmottan

Abbildungsnachweis

Boston, The Museum of Fine Arts Farbtafel S. 61, 69, 75, 135
Chicago, The Arts Institute Farbtafel S. 141
Dayton/Ohio, The Art Institute Farbtafel S. 134
Den Haag, Haags Gemeentemuseum Farbtafel S. 2/3
Denver, The Art Institute Farbtafel S. 133
Göteborg, Konstmuseum Farbtafel S. 44
Grenoble, Ifot Farbtafel S. 118
Hartford, Wadsworth Atheneum Farbtafel S. 136
Köln, DuMont Buchverlag Abb. S. 16, 18, 34
Lissabon, Museu Calouste Gulbenkian Farbtafel S. 48
London, The Tate Gallery Farbtafel S. 66
München, Bayerische Staatsgemäldesammlungen, Neue Pinakothek Abb. S. 76
New York, The Metropolitan Museum of Art Farbtafel S. 40, 64, 68, 74, 123
Northampton/Mass., The Smith College Museum of Art Farbtafel S. 60
Osnabrück, Herbert Keller Abb. S. 30 rechts, 41, 47, 82 oben, 87, 113, 119, 128 unten, 144, 145
Otterlo, Rijksmuseum Kröller-Müller Farbtafel S. 32
Paris, H. Roger-Viollet Abb. S. 4, 12, 19, 23 unten, 33 links, 90/91, 98
Paris, Service photographique de la Réunion de Musées Nationaux Farbtafel S. 20, 25, 28/29, 36, 45; Abb. S. 122, 127
Paris, Studio Lourmel/Photo: Georges Routhier Farbtafel S. 114, 138, 139, 142; Abb. S. 22 oben, 95, 97, 109, 120
Peissenberg, Artothek Farbtafel S. 137
Philadelphia, The Museum of Art Farbtafel S. 62, 65
Phoenix, The Art Museum Farbtafel S. 126
Richmond, The Virginia Museum of Fine Arts Farbtafel S. 140
Springfield/Mass., The Museum of Fine Arts Farbtafel S. 71
Washington, The National Gallery of Art Farbtafel S. 50/51, 53
Wien, Österreichische Galerie Belvedere Farbtafel S. 80
Zürich, Walter Dräyer Farbtafel S. 84/85

Nachweis der Zitate

(Genaue bibliographische Angaben s. Ausgewählte Bibliographie, S. 154)

S. 2 (»Das einzige auf der Welt, das mich interessiert, sind meine Malerei und meine Blumen«): Hommage à Claude Monet, S. 13 f.
S. 28, 60: A visit to Giverny, S. 10, 3
S. 76, 84: Claire Joyes u. a., Monet at Giverny, S. 10, 37
S. 48: Monet's Years at Giverny, S. 18
S. 71: Maurice Sérullaz (Hrsg.), Lexikon des Impressionismus, Gütersloh o. J., Artikel »Claude Monet«
S. 150: William C. Seitz, S. 46